Kurärztin Vera Brosig

DIE ORIGINALE SCHROTHKUR

Kurärztin Vera Brosig

DIE ORIGINALE SCHROTHKUR

Das altbewährte Naturheilverfahren nach Johann Schroth

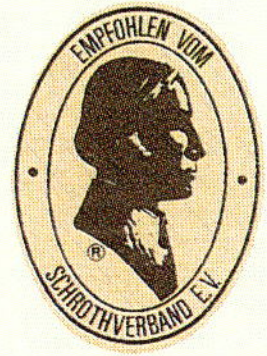

schlütersche
Verlagsanstalt und Druckerei

Die Deutsche Bibliothek — CIP-Einheitsaufnahme

Brosig, Vera:
Die originale Schrothkur: Das altbewährte Naturheilverfahren nach Johann Schroth/Vera Brosig. — Hannover, Schlütersche, 1992
ISBN 3-87706-371-3

Anschrift der Verfasserin:
Vera Brosig, Kurärztin
Montfortweg 9
W-8974 Oberstaufen

Abbildungen: CDS Werbung Bernd Wucherer, Kurverwaltung und Schrothkur-Vertrieb, Oberstaufen; Merz & Co., Frankfurt am Main (S. 25)

Layout: Polkehn-Design, Hameln

Gesamtherstellung: Schlütersche Verlagsanstalt und Druckerei GmbH & Co., Hans-Böckler-Allee 7, 3000 Hannover 1.

DER BEGRÜNDER DER SCHROTHKUR IN OBERSTAUFEN EMPFIEHLT

Die Schrothkur ist ein altbewährtes, seit über 160 Jahren bestehendes Naturheilverfahren, benannt nach dem Kurbegründer Johann Schroth. In einer etwa dreiwöchigen Kur wird Ihnen durch tägliche Schwitzpackungen, Wechsel von Trink- und Trockentagen und Schrothscher Diät zu körperlichem und psychischem Wohlbefinden verholfen.

Diese Ganzheitstherapie bewirkt einen Säuberungsprozeß, der Ihre Gesundheit festigen oder wiederherstellen kann. Ihre geistigen Fähigkeiten werden regeneriert. Die Harmonie von Körper, Geist und Seele wird wiederhergestellt, nicht zuletzt durch das Herauslösen aus dem häuslichen Milieu und den Aufenthalt in reizvoller Umgebung.

Ich bin dankbar dafür, daß ich als einziger überlebender Schrothkurarzt von Nieder-Lindewiese der Kur in Oberstaufen 1949 zu einer neuen Heimat verhelfen konnte. Das Gedankengut Johann Schroths wird in Oberstaufen und inzwischen auch in vielen anderen Kurorten der Bundesrepublik gepflegt und bewahrt. Die Grundprinzipien der Kur blieben, obwohl neue medizinische Kenntnisse berücksichtigt wurden, unangetastet.

Dr. med. Hermann Brosig

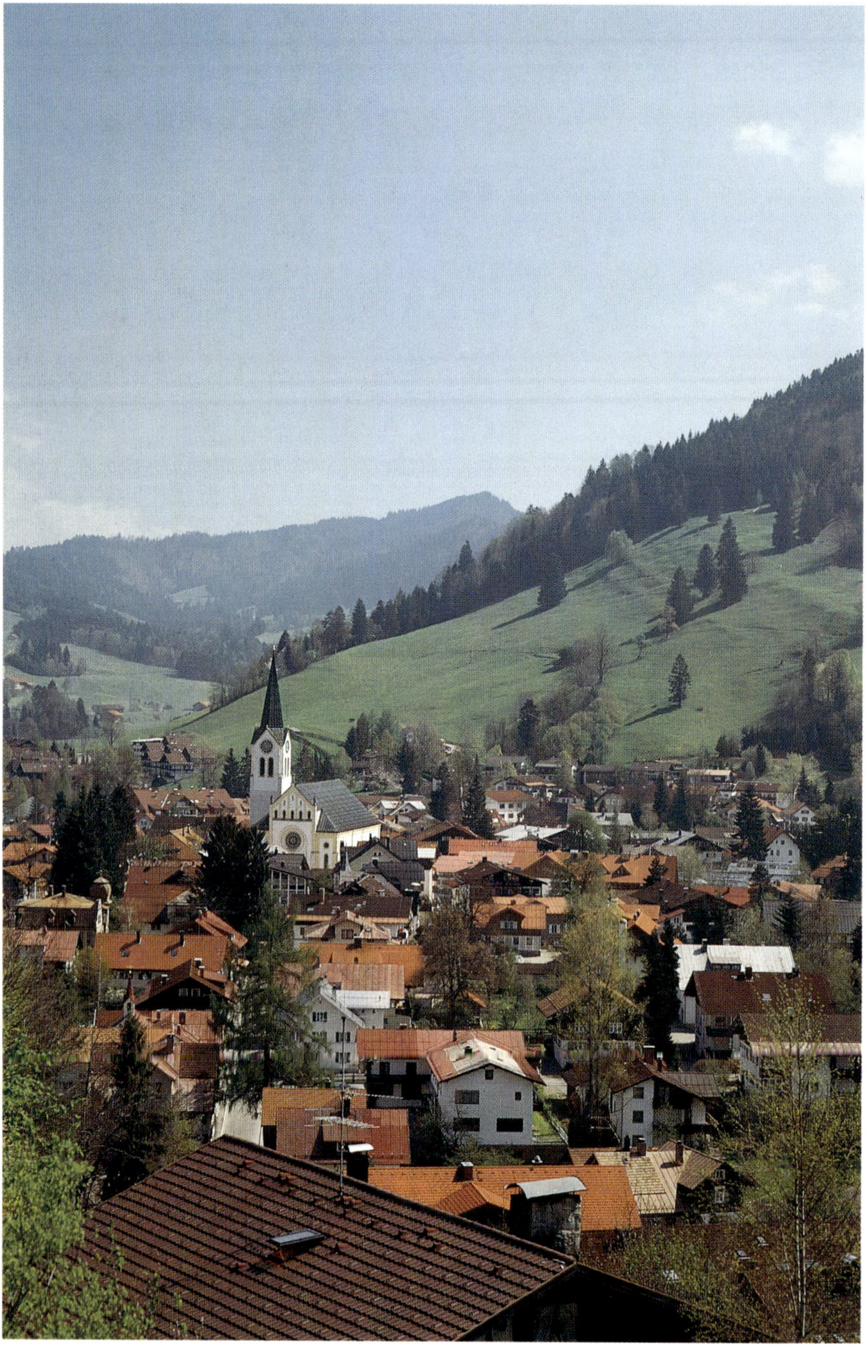

Oberstaufen im Sommer

DIE GESCHICHTE DER SCHROTHKUR

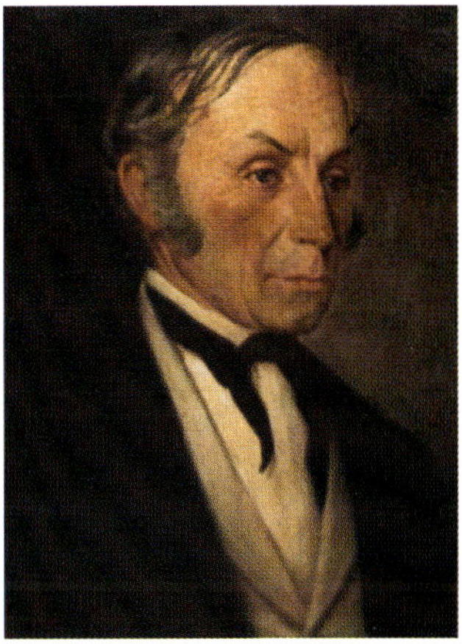

Johann Schroth

Johann Schroth wurde am 11. Februar 1798 als Sohn eines einfachen Bauern in Böhmischdorf unweit von Freiwaldau im österreichischen Schlesien (heute CSFR) geboren. Sein Vater war Bauer und starb, als Johann Schroth erst sieben Jahre alt war. Zusammen mit Vinzenz Prießnitz, der später die Wasserheilkunde entwickelte, besuchte er die Grundschule in Freiwaldau. Seine Mutter heiratete wieder, einen Bauern in Nieder-Lindewiese, der auch ein kleines Fuhrunternehmen betrieb. Sein Stiefvater machte ihn zu seinem Nachfolger, während er seinen leiblichen Sohn auszahlte! Vom 17. bis zum 19. Lebensjahr war er mit seinem Fuhrwerk unterwegs. Mit 19 Jahren wurde er zum Militär eingezogen und durch seine kräftige Konstitution einem Kürassierregiment zugeteilt. Ein Jahr später vermachte ihm sein Stiefvater die Landwirtschaft, so daß er den militärischen Dienst quittieren konnte. Er heiratete und aus dieser Ehe gingen zwei Mädchen und zwei Jungen hervor. Im Alter von 58 Jahren verstarb Johann Schroth an den Folgen eines organischen Herzleidens.

Johann Schroth wurde in eine Zeit hineingeboren, in der die Anschauungen der offiziellen Heilkunde sehr einseitige, eingleisige und intolerante Wege gingen. Die Therapieformen zu Beginn des 19. Jahrhunderts, Aderlässe, Metall-, Antimon- und Arsenverbindungen, Bleisalze und Eisenchlorid, schadeten den meisten Heilungssuchenden mehr als daß sie nutzten. Begründer dieser Therapieformen war Theophrastus von Hohenheim (1439–1541), bekannter unter dem Namen Paracelsus.

Auf dem Boden dieses therapeutischen Nihilismus entwickelte sich eine Kontrastmedizin. Die Heilmittel dieser Kontrastmedizin waren Ernährung, Naturheilkunde, Wasserheilkunde und biologische Medizin, kurz alles, was die Berücksichtigung des Menschen als Ganzes bedeutete.

Da die Ideenträger dieser Behandlungsweisen damals in erster Linie Laien waren, wurden sie ohne nähere Überprüfung als Kurpfuscher abgetan. Auch andere geistige, gesellschaftliche, kulturelle und ökonomische Beweggründe waren Anfang des 19. Jahrhunderts an der genannten Entwicklung beteiligt.

Sicherlich kann die Entstehung dieser so neuartigen Laienbewegung nicht nur in der geistigen und ökonomischen Situation des neu entstandenen Bürgertums gesucht werden. Die wissenschaftliche Medizin selbst hat ganz wesentlich dazu beigetragen. Die Wirksamkeit der traditionellen Therapieformen wurde, wie eingangs schon erwähnt, in zunehmendem Maße mit Skepsis beobachtet und beurteilt. In diesen Mißständen liegen ganz wesentliche Gründe dafür, daß sich eine Bewegung von Laien zu bilden begann, die sich von der wissenschaftlichen Medizin abwandte, um sich weniger gefährlichen Arten der Heilbehandlung zuzuwenden.

Auf diesem zeitgenössischen Hintergrund konnten sich nebeneinander zwei Naturheilverfahren entwickeln: Dasjenige von Johann Schroth und das von Vinzenz Prießnitz. Johann Schroth ist es zu verdanken, daß sich die von Vinzenz Prießnitz praktizierte Wasserheilkunde zur Naturheilkunde weiterentwickeln konnte. Erstmals kam neben hydrotherapeutischen Anwendungen auch eine diätetische Behandlung dazu. Es ist Johann Schroths großes Verdienst, erkannt zu haben, daß äußere Anwendungen erst in Verbindung mit diätetischen Maßnahmen den entscheidenden Impuls zur Heilung der kranken Menschen bringen.

Natürlich war die Naturheilkunde des 19. Jahrhunderts keine neue Errungenschaft dieser Zeit, sie hatte bedeutende Vorgänger in der abendländischen Geschichte. Doch mußten bestimmte Kriterien bei diesen Vorläufern erfüllt werden.

Dazu gehörte in erster Linie das Vertrauen zur Natur, die Zuversicht in die Selbstheilungskräfte des Organismus, die Verurteilung der Überzivilisation des jeweiligen Zeitalters und die Bevorzugung bestimmter physikalisch-diätetischer Heilverfahren. Für die Vertreter der Naturheilbewegung spielte die ärztliche Erfahrung eine übergeordnete Rolle. Große Zurückhaltung übte die Naturheilbewegung stets in der Anwendung von Arzneimitteln.

Die vielleicht bedeutendsten Vorläufer der Naturheilbewegung waren Lucius Anäus Seneca (4 vor Christi bis 65 nach Christi) und Jean Jacques Rous-

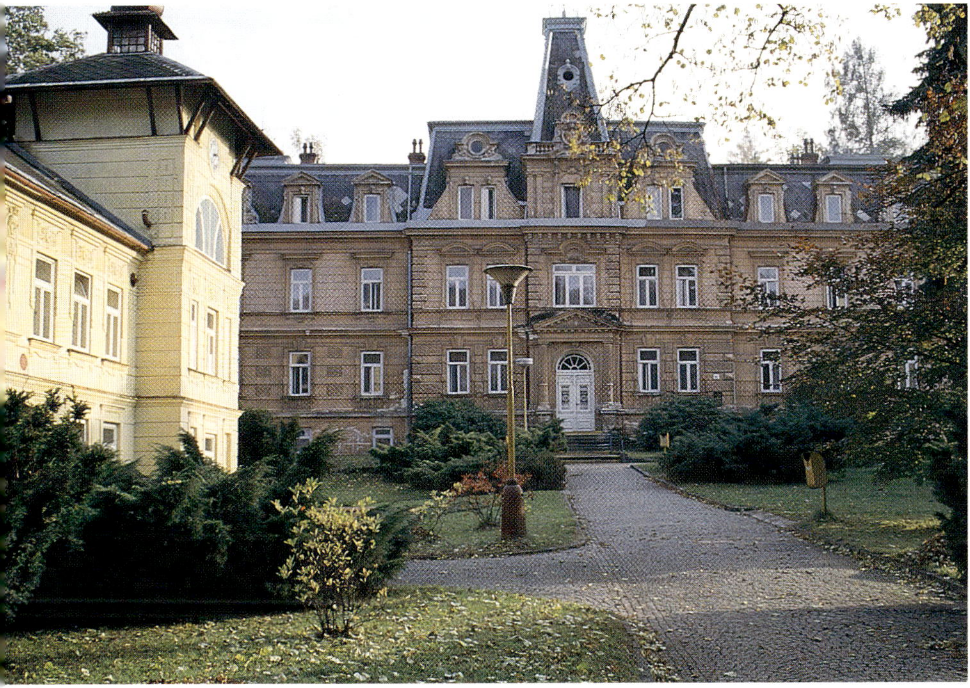

Kuranstalt Theresienhof in Nieder-Lindewiese

seau (1712–1778). Auch die Lehre von der Schlichtheit und Bedürfnislosigkeit des Menschen im ursprünglichen Zustand verbindet beide Männer.

Sowohl in der römischen Kaiserzeit als auch im vorrevolutionären Frankreich herrschten moralischer Niedergang, Ausschweifung, Maßlosigkeit und Laster aller Art. Die Ermahnung »Zurück zum einfachen, naturgemäßen Leben« wird gerade in jenen Zeiten des sittlichen und moralischen Zerfalls besonders laut.

Auf Jean Jacques Rousseau baut alles, was seitdem über das natürliche oder naturgemäße Leben in seiner Bedeutung für Kultur, Wissenschaft, Staat und Medizin geschrieben und gesprochen wurde, auf. Eine Brücke zwischen Rousseau und der späteren Naturheilbewegung des 19. Jahrhunderts schlug Christoph-Wilhelm Hufeland (1762–1836). Seine Maxime lautete: *»Lebt mit der Natur, nicht gegen die Natur«*, Worte, die heute in aller Munde sind.

Zwei Faktoren waren zur Entwicklung des Naturheilverfahrens nach Johann Schroth von entscheidender Bedeutung: Zum einen Johann Schroths genaue Naturbeobachtung und sein sicherer Instinkt und zum anderen sein erster Kontakt zur Wasserheilkunde durch Selbsterfahrung.

Schlüsselerlebnis seines ärztlichen Wirkens war eine Kniegelenksverletzung im Jahre 1817. Eines seiner Fuhrpferde verletzte durch einen Hufschlag sein rechtes Kniegelenk, so daß eine Steifigkeit und Knochenaufreibung zurückblieben. Ein Mönch riet ihm, das Kniegelenk mit nassen, kalten Umschlägen zu behandeln. Johann Schroth ließ die Umschläge mehrere Stunden um sein Bein gewickelt, da er der Auffassung war, daß die »feuchte Wärme« sein Gelenk heilen könne. Durch diese Hydrotherapie und die ständige Bewegung seines Gelenkes erhielt er seine volle Gehfähigkeit zurück. Auch die Knochenauftreibung bildete sich vollständig zurück.

Die eigene Verletzung öffnete ihm den Blick für das Verhalten kranker Tiere. Als Landwirt und Fuhrmann lebte er in intensivem Kontakt zu Tierwelt und Natur. Er entdeckte, daß kranke Tiere sich an schattigen, ruhigen Plätzen aufhielten, Nahrung verweigerten und selbst das Trinken einstellten. Erst wenn sie auf dem Wege der Besserung waren, fingen sie an, Nahrung und Flüssigkeit zu sich zu nehmen. Verhält sich das kranke Kind, bei dem der Instinkt noch wesentlich ausgeprägter ist als beim Erwachsenen, nicht ebenso? Verweigern nicht auch kranke Kinder Essen und Trinken?

Ein kranker Körper braucht alle seine Kräfte zur Mobilisierung der körpereigenen Abwehr. Essen und Trinken binden aber einen Teil seiner Kräfte für die kompliziert ablaufenden Stoffwechselvorgänge. Fasten bedeutet also Entlastung und Freimachen der Selbstheilungskräfte. Aus diesen Erkenntnissen heraus entwickelte Johann Schroth die drei Grundprinzipien der Schrothkur, die bis auf den heutigen Tag unangetastet blieben:

1. Die Packung.
2. Der rhythmische Wechsel von Trink- und Trockentagen.
3. Die Diät.

1840 wurde Johann Schroth durch kaiserliches Dekret des Wiener Hofes die offizielle Erlaubnis zur Ausübung seines ärztlichen Heilberufes erteilt. Zum Durchbruch seiner Methode verhalf ihm die Heilung des 21jährigen Herzogs Wilhelm von Württemberg, dem 1849 in der Schlacht von Novara

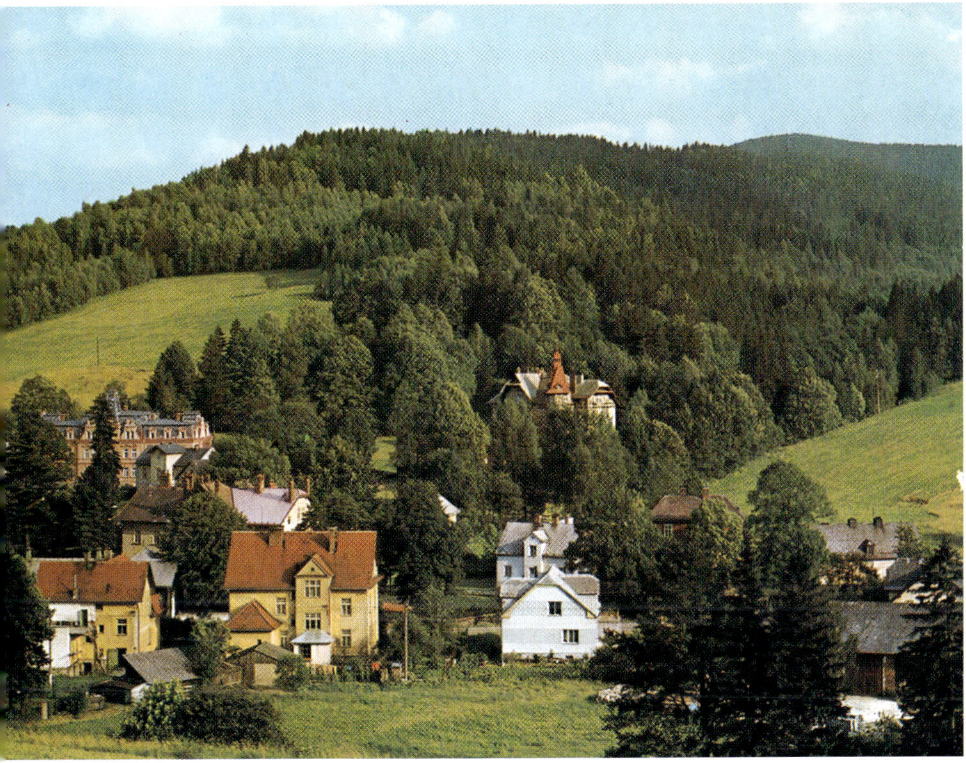

Nieder-Lindewiese am Westrand des Riesengebirges

eine Spitzkugel das Schienbein im Kniegelenkbereich zersplitterte. Bevor es zur Amputation kam, reiste der junge Herzog nach Nieder-Lindewiese und wurde nach einer 20wöchigen Schrothkur vollständig geheilt.

Durch den 2. Weltkrieg verlor die Schrothkur ihre angestammte Heimat, Nieder-Lindewiese hörte auf als Schrothkurort zu existieren.

Dr. med. Hermann Brosig brachte als einzig überlebender Schrothkurarzt von Nieder-Lindewiese sein Wissen und seinen unerschütterlichen Glauben an die Heilkraft der Kur nach Oberstaufen ins Allgäu.

Hier fand die Schrothkur nach dem 2. Weltkrieg unter seiner Obhut eine neue Heimat.

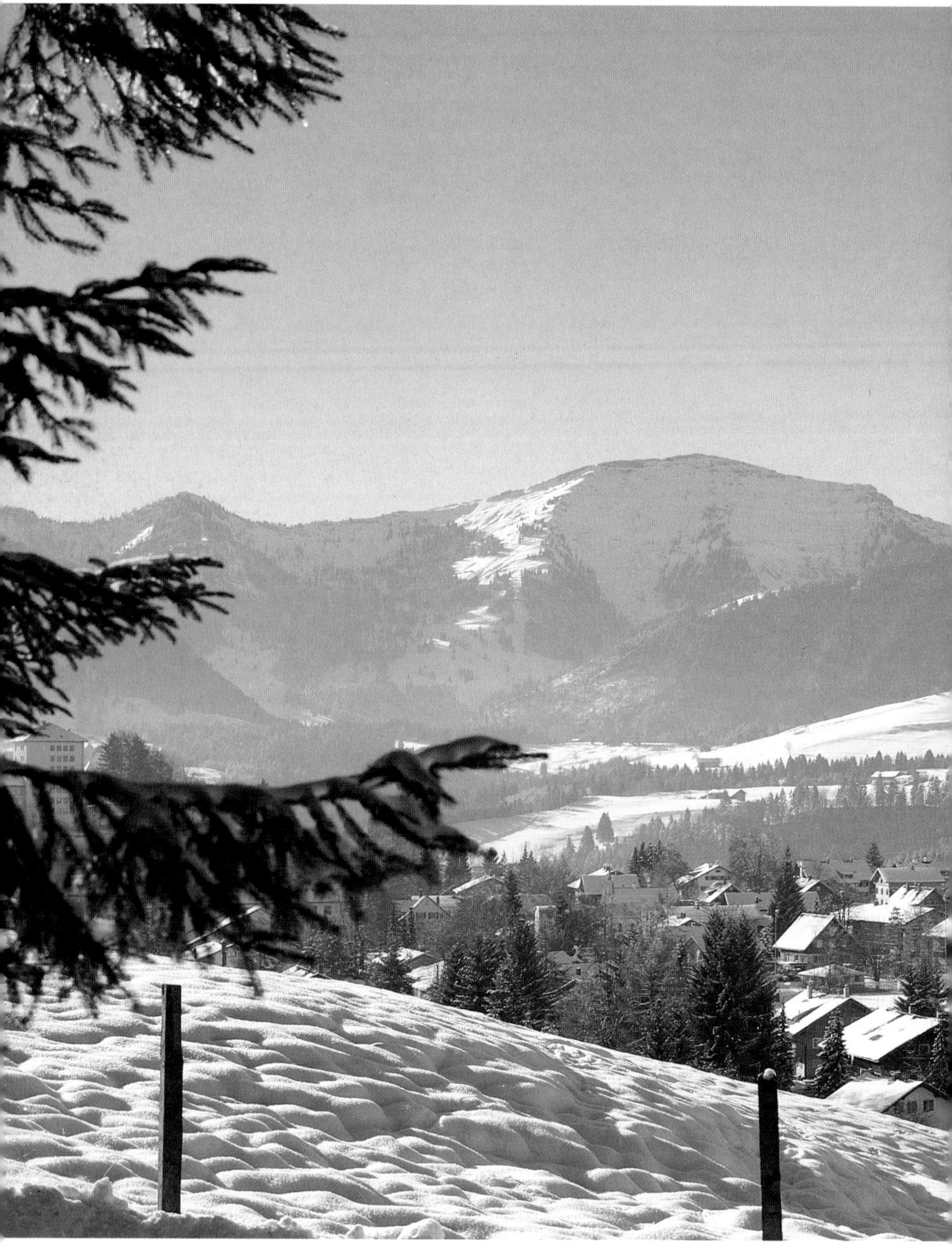

Oberstaufen mit Hochgrat im Winter

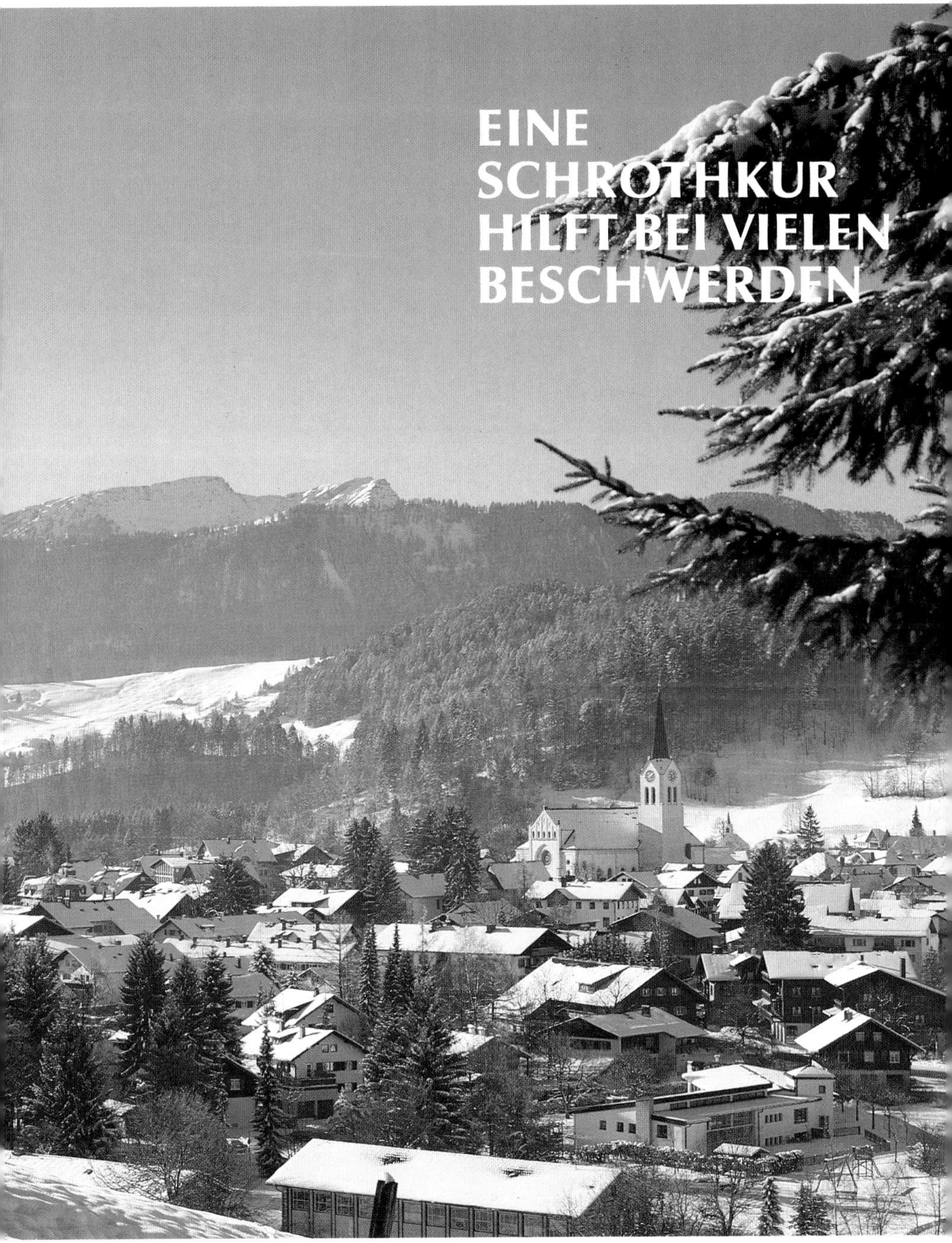
EINE
SCHROTHKUR
HILFT BEI VIELEN
BESCHWERDEN

Das Naturheilverfahren nach Johann Schroth

Das Naturheilverfahren nach Johann Schroth beruht auf drei Grundprinzipien:

der täglichen Schwitzpackung,

dem rhythmischen Wechsel von Trink- und Trockentagen,

und der Schrothschen Diät.

Die **Packungen** werden am frühen Morgen für die Dauer von mindestens zwei Stunden verabreicht. Durch die Erzeugung eines künstlichen Fiebers werden die Abwehrkräfte mobilisiert, die Muskulatur entspannt und der Entschlackungsprozeß unterstützt.

Beim **rhythmischen Wechsel von Trink- und Trockentagen** wird dem Körper, periodisch an den Trinktagen, ½ bis 1 l Flüssigkeit in Form von Wasser, Tee, Säften oder Wein zugeführt. An Trockentagen erhält der Kurgast lediglich ein Glas frischgepreßten Orangensaft. Die dadurch erzielte Gewebsdrainage wirkt entschlackend auf das Bindegewebe und übt auf den Organismus einen starken Umstimmungsreiz aus.

Die **Schrothsche Diät** ist eine unterkalorische, relativ kohlenhydratreiche, rein vegetarische Diät, mit wenig pflanzlichem Eiweiß und fast fett- und salzlos. Die Ernährung erfolgt in Form von Gemüsesuppen, eingeweichtem Trockenobst, Kompotten, altbackenen Semmeln und Brot, Kartoffeln, Grieß, Reis und Kräutern. Dadurch ist auch ein relativ hoher Vitamin- und Mineralstoffgehalt gewährleistet. Durch die reizarme Kost werden die Verdauungsorgane und der Magen-Darm-Trakt entlastet.

Der Organismus kann sich auf seine Selbstheilungskräfte besinnen und den Weg zur Gesundung freimachen.

Heilanzeigen

Die Heilanzeigen haben sich seit den Zeiten Johann Schroths grundlegend geändert: Zu Johann Schroths Zeit waren es vorwiegend entzündliche Erkrankungen wie Ruhr, Cholera, Typhus, Syphilis, Diphtherie, Entzündungen des Halses, der Brust, der Lunge, der Leber, des Unterleibes, geschwürige Hautleiden, schwere Knochenvereiterungen usw., also vorwiegend Erkrankungen, die in unserer antibiotischen Zeit durch die moderne Medizin meist schnelle Heilung finden oder in unseren Breitengraden gar nicht mehr zu finden sind. Heute nehmen bei den Heilanzeigen die Stoffwechselerkrankungen wie Hypercholesterinämie, Bluthochdruck, Diabetes mellitus, Gicht (die allerdings auch schon bei Johann Schroth behandelt wurde), Übergewicht, in einem Wort: Erkrankungen, die zu Herz-Kreislauf-Komplikationen führen können, den breitesten Raum ein.

Diese Erkrankungen sind in erster Linie auf Über- und Fehlernährung zurückzuführen. Spricht es nicht für die Genialität dieser Heilmethode nach Johann Schroth, daß sie den Wandel der Heilanzeigen ohne Abänderung der Grundideen – Packungen – Diät – rhythmischer Wechsel von Trink- und Trockentagen – unbeschadet überstehen konnte, ja heute genauso wirksam und wichtig ist wie vor 160 Jahren! In einem Zeitalter, in dem jeden Tag Medikamente von einem Tag auf den anderen aus dem Handel gezogen werden und die Angst vor den Nebenwirkungen der Medikamente immer größer wird, ist ein Naturheilverfahren, das ohne Medikamente auskommt, von höchster Aktualität und von unschätzbarem Wert. Natürlich erfordert diese radikale Abkehr von vielen Genüssen des Lebens einen eisernen Willen und großes Durchhaltevermögen, während der Griff zur Pille oft einfacher erscheint.

Das Bewußtsein, allein durch einen dreiwöchigen Verzicht soviel Positives im eigenen Körper – und auch Geist – zu bewegen, muß genug Motivation sein, um diese Kraft aufzubringen!

Die Heilanzeigen im einzelnen:

Übergewicht

Übergewicht ist eine Heilanzeige der neuen Zeit. Das Übergewicht ist die Basiserkrankung, durch die sich sekundär viele andere Krankheiten erst entwickeln können. Zu Johann Schroths Zeiten ging es um reine Entschlakkung und Umstimmung des Organismus. Die Gewichtsabnahme war schon fast ein Grund, die Kur nicht durchzuführen, wie der folgende Absatz, entnommen dem Buch: »Johann Schroths diätetische Heil-Methode und ihre ausgezeichneten Erfolge« von Dr. Cybulka, einem zeitgenössischen Arzt, beweist:

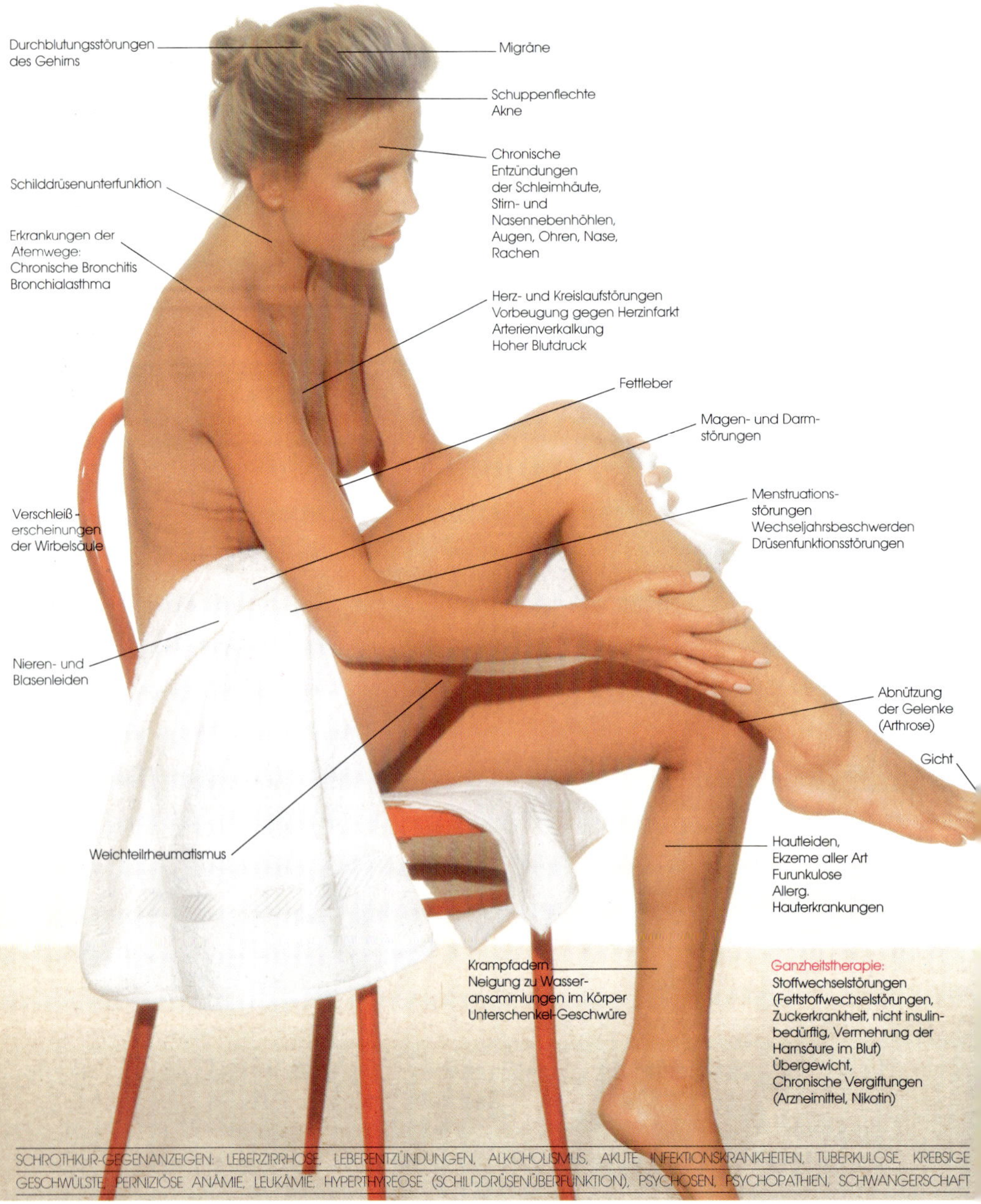

SCHROTHKUR-GEGENANZEIGEN: LEBERZIRRHOSE, LEBERENTZÜNDUNGEN, ALKOHOLISMUS, AKUTE INFEKTIONSKRANKHEITEN, TUBERKULOSE, KREBSIGE GESCHWÜLSTE, PERNIZIÖSE ANÄMIE, LEUKÄMIE, HYPERTHYREOSE (SCHILDDRÜSENÜBERFUNKTION), PSYCHOSEN, PSYCHOPATHIEN, SCHWANGERSCHAFT

»Das Abmagern während der strengen Kur ist auch ein Stein des Anstoßes, der viele davon abhält, und es ist den Damen nicht sehr zu verargen, wenn sie Eitelkeit und der dadurch bedingten Furcht, die runden Formen des Körpers, auf die sie sich soviel einbilden, auf eine kurze Zeit einzubüßen, vor dieser Kur erschrecken, da man selbst Männer findet, die durch solche Rücksichten von der strengen Durchführung der Kur abgehalten werden. Bedenkt man aber, daß diese Abmagerung nur kurze Zeit dauert und nach behobener Krankheit die Rosen der Wangen und die Füllen der Körperformen in oft erstaunlich kurzer Zeit viel frischer und üppiger, als je zuvor, zum Lohne der Entbehrungen erscheinen und dauernd sind, so fällt jede Bedenklichkeit weg. Die neueste Zeit hat mehrere so mutige und über derlei kleinliche Rücksichten erhabene Damen die Schrothische Kur streng durchführen gesehen, und es hat sich bei ihnen wieder bewährt, daß die Schrothische Kur nicht nur die Krankheit gründlich zu heben vermag, sondern auch den Namen einer Verjüngungs- und Verschönerungskur mit Recht verdient.«

Wenn ein Übergewicht von mehr als 20 Prozent nach Broca besteht, ist eine Gewichtsabnahme unbedingt anzustreben, da es bei diesem Übergewicht nur eine Frage der Zeit ist, bis Risikofaktoren wie erhöhte Blutfette, Zuckerkrankheit, erhöhte Harnsäure und Bluthochdruck auftreten.

Unter Normalgewicht nach Broca versteht man Körpergröße minus 100 in Kilogramm (z. B. 180 cm – 100 = 80 kg). In jedem Fall ist Übergewicht, verbunden mit den obengenannten Risikofaktoren, behandlungsbedürftig. Wenn in einer dreiwöchigen Schrothkur Männer bis zu 10 Prozent und Frauen bis zu 8 Prozent ihres Körpergewichtes verlieren, so kann man davon ausgehen, daß mit dem Gewichtsverlust auch eine erhebliche Minderung des Risikos, an einem dieser Risikofaktoren zu erkranken, erreicht wird. Daß Frauen weniger abnehmen als Männer, hängt damit zusammen, daß der weibliche Organismus seinen Energieverbrauch während des Fastens deutlicher drosseln kann als der männliche Organismus. Dies erscheint uns Frauen heutzutage als eine ausgesprochene Ungerechtigkeit der Natur. Wenn wir aber bedenken, daß die Frauen in Notzeiten ihren Energieverbrauch drosseln können, dann ist damit in jedem Falle auch eine größere Überlebenschance verbunden. Die Natur schützt damit die Frau, die Trägerin zukünftigen Lebens.

Bluthochdruck

Der Bluthochdruck gilt als Risikofaktor erster Ordnung für die Entstehung der Arteriosklerose und damit auch für die Entwicklung von Herz-Kreislauf-Erkrankungen. Der systolische und der diastolische Blutdruck (der obere und der untere Blutdruckwert) sinken während der Schrothkur erheblich ab, so daß bei Kurgästen mit Bluthochdruck im Laufe der Kur sehr häufig die blutdrucksenkenden Medikamente abgesetzt werden können. Ausgelöst wird dieser Blutdruckabfall durch die salzarme Diät und durch die Entwässerung. Bei Kurgästen mit normalem oder auch leichtem Unterdruck hält sich der Blutdruck in der Regel im Normbereich. Die Blutdrucksenkung hält in vielen Fällen über mehrere Monate an.

Fettstoffwechselstörungen

Unter Fettstoffwechselstörungen verstehen wir erhöhte Cholesterin- und Neutralfettwerte. Die Fettstoffwechselstörungen werden unterteilt in die reine Hypercholesterinämie, die reine Hypertriglyceridämie (Neutralfette) und in die sogenannte Mischform, d. h. Hypercholesterinämie und Hypertriglyceridämie.

Cholesterin

Cholesterin ist eine Substanz, die der Organismus zum Aufbau der Zellmembran, der Gallensäure, wichtiger Hormone und des Vitamin D braucht. Es wird sowohl im menschlichen Körper (z. B. in der Leber) gebildet als auch mit der Nahrung dem Körper zugeführt. Beim Gesunden richtet sich die körpereigene Produktion des Cholesterins nach der mit der Nahrung aufgenommenen Menge.

Nach den Richtlinien der WHO (Weltgesundheitsorganisation) ist ein Cholesterinspiegel unter 200 mg/dl anzustreben. Werte zwischen 200 und 250 mg/dl gelten als verdächtig und kontrollbedürftig, Werte über 250 mg/dl gelten als sicher krankhaft. Jeder dritte Bundesbürger zwischen dem 25. und 69. Lebensjahr hat einen Cholesterinspiegel über 250 mg/dl. Die Zunahme der Herz-Kreislauf-Erkrankungen geht in erster Linie zu Lasten der jüngeren Jahrgänge. Herzinfarkte treffen zunehmend jüngere Menschen.

Wichtig bei der Beurteilung des Risikos des einzelnen Patienten ist auch die Unterteilung des Gesamtcholesterins in das sogenannte HDL- (das »gute« Cholesterin) und das LDL-Cholesterin (das »schlechte« Cholesterin). Das »gute« Cholesterin schützt die Gefäße, das »schlechte« Cholesterin hingegen verursacht ihre Verengung.

Des weiteren ist bei der Beurteilung des einzelnen Risikos die familiäre Disposition von großer Bedeutung: Wenn bei einem Kurgast mit erhöhten Cholesterinwerten in der Familie z. B. Vater, Mutter oder Bruder einen Herzinfarkt erlitten haben, ist sein eigenes Risiko, einen Herzinfarkt zu erleiden, wesentlich größer als bei einem Kurgast, der diese familiäre Disposition nicht aufweist.

Es gilt heute als unbestritten, daß ein erhöhter Cholesterinspiegel in jedem Fall als Risikofaktor erster Ordnung bei der Entstehung des Herzinfarktes gilt. Wenn wir davon ausgehen, daß jeder zweite Bundesbürger an Herz-Kreislauf-Erkrankungen stirbt, muß unsere erste Sorge der Behandlung eben dieser Risikofaktoren gelten.

Der erste Schritt in der Therapie der Hypercholesterinämie muß eine Umstellung der Ernährung sein, und nicht der Griff zur Tablette. Welche zentrale Rolle die Ernährung dabei spielt, demonstriert die Schrothkur in sehr eindrucksvoller Weise. Einen hervorragenden Einstieg in die Umstellung der Ernährungsweise bietet die Schrothsche Diät. Diese Diät ist, wie mehrfach berichtet, rein vegetarisch. Cholesterin ist jedoch nur in tierischen Zellen zu finden, niemals in pflanzlichen Zellen. Dies bedeutet, daß Sie während der Schrothkur keinerlei Cholesterin durch die Nahrung zu sich nehmen. Durch zahllose Untersuchungen des Cholesterinspiegels in unserer Praxis zu Beginn und am Ende der Schrothkur konnten wir den Beweis erbringen, daß der Cholesterinspiegel während einer dreiwöchigen Kur um bis zu 50 Prozent und mehr abfällt.

Die Schrothkur stellt also sicher eine der besten und ungefährlichsten Therapiemöglichkeiten zur Behandlung des erhöhten Cholesterinspiegels dar, und wenn der Kurgast in der Lage ist, auch nach der Kur eine cholesterinarme Ernährung (nicht mehr als 300 mg Cholesterin pro Tag) fortzuführen, kann man davon ausgehen, daß der Erfolg langfristig sein wird.

Eine Ausnahme bildet die familiäre Hypercholesterinämie. Diese Personen haben in der Regel Cholesterinwerte zwischen 400 und 600 mg/dl, deren Ursache ein genetisch bedingter Mangel an LDL-Rezeptoren an der Zelloberfläche ist.

Triglyceride

Triglyceride stellen das eigentliche Fett im Blut dar. Sie sind ein wichtiger Energielieferant mit hohem Brennwert und können auch in großem Umfang gespeichert werden. Wenn die Ernährung nun unterkalorisch ist wie in der Schrothkur, dann werden eben diese gespeicherten Triglyceride zur Energiegewinnung herangezogen.

Je nach Untersuchungsmethode liegen die erlaubten Höchstwerte zwischen 150 bis 200 mg/dl. Zu hohe Triglyceride bewirken eine deutliche Zunahme des Arterioskleroserisikos. Aus diesem Grund ist ein zu hoher Triglyceridspiegel genauso behandlungsbedürftig wie ein zu hoher Cholesterinspiegel. Wenn die Nahrung überkalorisch ist und das Zuviel an Kalorien in Form von Kohlenhydraten zugeführt wird, werden diese in Triglyceride umgewandelt und gespeichert. Da die Ernährung während der Schrothkur zwar in erster Linie aus Kohlenhydraten besteht, aber unterkalorisch ist, werden die zugeführten Kohlenhydrate sofort verstoffwechselt und zur aktuellen Energiegewinnung verbraucht, also nicht in die Speicherform überführt. Auch die gespeicherten Triglyceride werden während der Schrothkur vom Stoffwechsel verbraucht. Dadurch fällt der Triglyceridspiegel im Blut signifikant ab.

Für die Triglyceride gilt dasselbe wie für Cholesterin: Durch die Schrothkur läßt sich eine Hypertriglyceridämie initial hervorragend senken, aber erst durch die Ernährungsumstellung zu Hause läßt sich der Erfolg langfristig erhalten.

Hyperurikämie (erhöhte Harnsäure, Gicht)

Nach den Hungerjahren des Krieges und der Nachkriegszeit hat die Häufigkeit der Gicht gegenüber 1948 um das Zwanzigfache zugenommen. Mit der Zunahme von Fleischverzehr, Alkoholkonsum, Übergewicht und Streß ist die Häufigkeit an Gichterkrankungen unaufhaltsam gestiegen.

Auch diese Stoffwechselkrankheit hat ihre Ursache in einer überkalorischen, zu eiweißreichen Ernährung. Es kommt dabei zu Harnsäureablagerungen im Gewebe, besonders an den Gelenken und in den Nieren, sowie zur Bildung von Harnsäuresteinen in Niere und Blase.

Durch die Ernährungsumstellung im Rahmen der Kur kommt es bei diesem Krankheitsbild zu einem deutlichen Absinken des Harnsäurespiegels. In der ersten Hälfte der Kur steigt die Harnsäure bei fast allen Kurgästen an, erreicht um den 10. Tag ihren höchsten Wert und sinkt in der zweiten Hälfte der Kur kontinuierlich unter den Ausgangswert ab. Der Anstieg der Harnsäure in den ersten Wochen der Kur erfolgt dadurch, daß die Harnsäuredepots durch die Wärme der Packung (künstliches Fieber) und den rhythmischen Wechsel von Trink- und Trockentagen mobilisiert und so vermehrt in die Blutbahn eingeschwemmt werden.

Eine weitere Ursache für den Harnsäureanstieg ist die Stoffwechselumstellung auf Fettverbrennung. Zu den Abbauprodukten des Fettstoffwechsels gehören die Ketonkörper. Durch den vermehrten Abbau der Fettdepots während der Schrothkur kommt es zu einer deutlichen Zunahme der Ketonkörper im Blut. Diese Ketonkörper müssen über die Niere ausgeschieden werden, da es sonst zu einer Stoffwechselentgleisung kommen kann. Aus diesem Grund werden die Ketonkörper, vorrangig vor der Harnsäure, über die Niere ausgeschieden.

Beim Vorliegen einer erhöhten Harnsäure oder Gicht muß während der Kur die Flüssigkeitszufuhr um mindestens einen Liter Wasser oder Tee täglich erhöht werden. Medikamente, die zur Absenkung des Harnsäurespiegels eingenommen werden, dürfen nicht abgesetzt werden.

Auch hier gilt, wie schon bei den erhöhten Cholesterin- oder Neutralfettspiegeln, daß der Erfolg der Kur nur dann anhaltend sein kann, wenn die Ernährung zu Hause umgestellt wird.

Dazu gehören in erster Linie Einschränkung des Fleischkonsums (insbesondere der Innereien), Einschränkung des Alkoholkonsums, reichliche Flüssigkeitszufuhr in Form von Wasser oder Tee und bei Übergewicht Reduzierung des Körpergewichts.

Diabetes mellitus (Zuckerkrankheit)

Bei der Zuckerkrankheit handelt es sich um eine Erkrankung des Kohlenhydratstoffwechsels, die ebenso wie die Fettstoffwechselstörung und Eiweißstoffwechselstörung zum einen anlagebedingt sein kann, zum anderen aber durch Fehl- und Überernährung verursacht wird. 20 Prozent der Bevölkerung tragen die Veranlagung, an Diabetes mellitus zu erkranken, in sich. Wenn zu der Veranlagung noch eine Über- und Fehlernährung kommt – meist in Form von Kuchen, Gebäck und Schokolade –, kann es zum Ausbruch der Zuckerkrankheit kommen.

Man unterscheidet nach wie vor den jugendlichen Diabetes, bei dem in der Bauchspeicheldrüse fast kein Insulin produziert wird, und den Diabetes vom Erwachsenentyp, bei dem zunächst eine ausreichende Insulinproduktion vorhanden ist, diese aber durch Fehl- und Überernährung vorzeitig erschöpft wird. Insulin ist ein Hormon, das den Zuckerstoffwechsel reguliert.

Die übermäßige Zufuhr von leeren Kalorien in Form von Kuchen, Gebäck, Schokolade führt zum Übergewicht, und die Insulinproduktion reicht nicht mehr aus, um das Übermaß an Kohlenhydraten zu verstoffwechseln. Die Folge davon ist ein Anstieg des Zuckers im Blut, der wiederum zu schweren Schäden des gesamten Gefäßsystems, insbesondere an den Gefäßen von Herz, Nieren und Augen führt. Folglich genügen in vielen Fällen eine erhebliche Gewichtsreduktion oder auch eine Normalisierung des Körpergewichtes, um die Blutzuckerwerte zu stabilisieren.

Bei der Schrothkur wird nicht nur das Gewicht erheblich reduziert, sondern auch die Leber durch die reizlose Kost in zahlreichen Stoffwechselvorgängen entlastet. Dadurch kann sie ihre Aufgabe, den Blutzucker im Gleichgewicht zu halten, besser erfüllen. Der Umstimmungs- und Entschlackungsprozeß verbessert die Funktion der insulinproduzierenden Zellen in der Bauchspeicheldrüse.

So wird der Zuckerstoffwechsel auf dreifache Art verbessert:

1. Gewichtsreduktion.
2. Entlastung der Leber.
3. Verbesserte Insulinproduktion in der Bauchspeicheldrüse.

Nicht für die Schrothkur geeignet ist der insulinpflichtige jugendliche Diabetes. Diese Zuckerkranken sind auf die tägliche Zufuhr von Insulin angewiesen, die auf die zugeführte Nahrungsmenge abgestimmt wird.

Zusammenfassend läßt sich sagen, daß die bisher beschriebenen Heilanzeigen zu den Risikofaktoren zählen, die zur Entstehung der Herz-Kreislauf-Erkrankungen wie Herzinfarkt, Gehirnschlag und arterielle Verschluß-

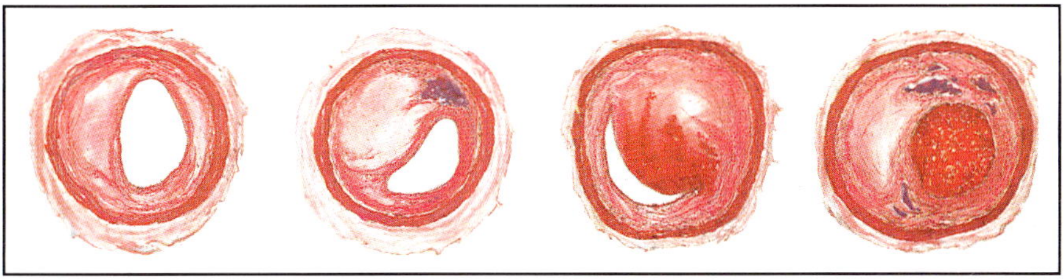

Querschnitt durch ein arterielles Blutgefäß mit beginnender arteriosklerotischer Verengung (links) und nachfolgende Stadien bis zum vollständigen Verschluß (rechts)

krankheit führen können. Die Schrothkur ist eine hervorragende, vorbeugende Maßnahme gegen diese immer noch im Zunehmen begriffenen Erkrankungen. In der Hand des erfahrenen Schrothkurarztes ist sie eine sicher viel Willenskraft und Selbstdisziplin erfordernde, aber auch, und das ist doch heute entscheidend, eine ungefährliche Behandlungsart gegen den drohenden Herzinfarkt oder Schlaganfall.

Hauterkrankungen

Die Haut ist ein wichtiges Ausscheidungsorgan. Sie erneuert sich etwa alle vier Wochen. Aus diesem Grund ist bei Hauterkrankungen eine Kurdauer von mindestens drei Wochen, noch besser von vier Wochen, dringend erforderlich, um einen Kurerfolg zu erzielen. Häufig kommt es gerade bei Hauterkrankungen während der Kur zu einer vorübergehenden Aktivierung derselben, die aber kein Anlaß zur Beunruhigung sein muß. In den meisten Fällen tritt nach der Verschlechterung eine rasche Besserung ein, die häufig zur endgültigen Abheilung führt. Diese endgültige Abheilung kann auch noch nach Beendigung der Kur innerhalb der nächsten vier bis sechs Wochen stattfinden.

Die Ursachen vieler Hauterkrankungen sind auch heute noch vielfach nicht eindeutig geklärt. Einig sind sich die Ärzte aber in der Ansicht, daß die Ursachen vielfach im Zusammenhang mit gestörten Stoffwechselfunktionen der inneren Organe stehen, Ausdruck eines gestörten Abwehrsystems des Organismus sind oder auch seelisch ausgelöst werden können.

Schuppenflechte (Psoriasis)

Bei der Schuppenflechte handelt es sich um ein meist vererbtes Hautleiden mit ausgeprägter Abhängigkeit von seelischen Einflüssen, z. B. Streß.

Die Ursache der Schuppenflechte ist im Stoffwechselgeschehen zu suchen. Eine Heilung der Schuppenflechte durch die Schrothkur ist sicherlich nicht möglich, doch ist eine erhebliche Besserung oder auch Abheilung des Hautausschlages für viele Monate in den meisten Fällen zu erreichen.

Hier gilt ganz besonders, daß eine drei- bis vierwöchige Dauer der Kur für den Kurerfolg dringend erforderlich ist.

Neurodermitis

Die Neurodermitis ist eine Hauterkrankung, deren Abhängigkeit vom vegetativen Nervensystem und auch von der Ernährung besonders auffällig ist. Durch den völligen Entzug tierischer Nahrungsmittel und die vegetative Umstimmung in der Kur sind erhebliche Besserungen zu verzeichnen.

Der jüngste Besucher in meiner Praxis war ein fünfjähriger Junge, der seit der Geburt unter einer schweren Neurodermitis litt. Dieser Junge unterzog sich einer dreiwöchigen Schrothkur, natürlich ohne Wein, sondern mit Wasser und Tee, reichlich Kurgebäck und Haferschleim und den täglichen Packungen. Nach drei Wochen hatte sich der Zustand der Haut erheblich verbessert, vor allem war der lästige Juckreiz verschwunden.

Furunkulose

Die Ursache der Furunkulose liegt in einer gestörten Abwehr des menschlichen Organismus. Es kommt dabei zu immer wieder auftretenden, sehr lästigen Furunkeln, die sehr häufig einer chirurgischen Behandlung bedürfen. Auch hier bewirkt die Umstimmungstherapie der Schrothkur, durch die deutliche Steigerung der Abwehrkräfte, eine erhebliche Besserung oder sogar Heilung der Krankheit.

Akne

Die Akne ist eine Hauterkrankung, die speziell in der Pubertät auftritt, aber auch bei erwachsenen Menschen häufig noch zu finden ist. Es handelt sich dabei um eine entzündliche Erkrankung der Haut. Sie tritt, ausgehend von den Haarbalgdrüsen, meist im Gesichtsbereich, an Brust und Rücken auf.

In den Ausführungsgängen der Haarbalgdrüsen entstehen Mitesser, die den Abfluß des in den Haarbalgdrüsen gebildeten Talgs erschweren oder verhindern. Bakterielle Infektionen sind die häufige Folge. Die Ursache der Akne ist im einzelnen noch nicht geklärt, es werden Störungen im Hormonhaushalt und auch vererbte Veranlagung diskutiert. Die Ernährung mit stark gewürzten oder fetten Speisen, Genußgifte wie Nikotin und Alkohol sowie Verdauungsstörungen wirken sicherlich verschlimmernd. Die Schrothkur bringt auch hier eine erhebliche Besserung. Häufig ist bei diesem Krankheitsbild eine Wiederholung der Schrothkur nach ein bis zwei Jahren sinnvoll, um eine Besserung auf Dauer zu erzielen.

Ekzeme

Kurgäste mit chronischen, trockenen, nassen oder juckenden Ekzemen haben oft eine lange Leidensgeschichte hinter sich und schon viele Versuche unternommen, mit dieser Erkrankung fertig zu werden. Eine konsequente Kostumstellung – wie durch die Schrothdiät – bringt oft den entscheidenden Impuls zur Besserung des Ekzems. Auch hier sind der totale Verzicht auf tierische Nahrungsmittel, der rhythmische Wechsel von Trink- und Trockentagen mit seiner entscheidenden vegetativen Umstimmung und auch die feuchte Wärme der Packung für den Erfolg verantwortlich zu machen.

Allergien

Allergien sind Erkrankungen, die deutlich auf dem Vormarsch sind. Eine Veranlagung einerseits und die Umwelteinflüsse andererseits tragen sicherlich dazu bei.

Die Allergie kann sich in Form von Hautekzemen, Schwellungen der Haut und der Schleimhäute, Heuschnupfen, Bindehautentzündungen der Augen oder als Asthma bronchiale äußern. Häufig ist die Ursache für die Allergie nicht auszumachen. Die Umstimmungstherapie, die während der Schrothkur jede einzelne Zelle erfaßt, kann zu oft erstaunlichen Erfolgen führen.

Auch hierbei spielt die vegetative Umstellung eine große Rolle. Selbstverständlich wird man eine Allergie, z. B. gegen Metalle oder bestimmte Nahrungsmittel, nicht heilen können, doch kann die Toleranzschwelle, die zum Ausbruch der Allergie führt, in vielen Fällen deutlich heraufgesetzt werden.

Rheuma

Der Begriff Rheuma umschreibt Schmerzzustände am Bewegungsapparat und verbindet Krankheiten völlig unterschiedlicher Ursache miteinander.

Der Schmerz, meist begleitet von einer Bewegungseinschränkung, ist das einzige gemeinsame, charakteristische Merkmal rheumatischer Krankheiten.

Unter den Begriff Rheuma fallen z. B.: die Arthrose, die chronische Polyarthritis, der Weichteilrheumatismus, Wirbelsäulenerkrankungen, die Deformierungen der Fingergelenke (Heberdensche Knötchen) u. a.

Arthrosen

Eine Arthrose ist eine Erkrankung, bei der die Abnutzung der Gelenke im Vordergrund steht. Kennzeichnend für sie ist, daß unterschiedliche Ursachen, wie z. B. Übergewicht, Verletzungen des betreffenden Gelenkes, Fehlstellung der Gelenke, schlechte Versorgung des Gelenkinnenraums mit Nährstoffen und Sauerstoff, oder auch eine familiäre Veranlagung zu einer krankheitsbedingten Veränderung im Bereich des Gelenkes führen.

Die Arthrose ist eine der häufigsten chronischen Krankheiten im Erwachsenenalter. Sie kann nicht mehr rückgängig gemacht werden, und irgendwann stellen sich die Beschwerden ein. Die Entwicklung einer Arthrose beginnt langsam, ihr Verlauf ist chronisch, im Gegensatz zu akuten Erkrankungen, die plötzlich auftreten und in der Regel nur kurze Zeit andauern.

Die Krankheitsgeschichte verläuft sehr wechselhaft und zieht sich meist über Jahrzehnte hin. Zeitweise bestehen erhebliche Beschwerden und auch Gehbehinderungen, auf die wiederum relativ beschwerdefreie Zeiten folgen können. Der alte Spruch *»Wer rastet, der rostet«* hat bei dieser Art von Erkrankung eine besondere Bedeutung.

Am häufigsten sind die Knie- und Hüftgelenke betroffen, weil auf ihnen auch die größten Belastungen von seiten des Körpergewichtes liegen. Ein Gelenk ist eine bewegliche Knochenverbindung, bei der mindestens zwei Knochen aufeinandertreffen. Jeder Knochen ist am Ende mit Knorpel überzogen. Das Gelenk wird an den Seiten durch Bänder zusammengehalten und ist außerdem von einer Gelenkkapsel umgeben. Dort wird eine Flüssigkeit abgesondert, die zur Ernährung des Knorpels sowie als Gelenkschmiere dient. Außen am Gelenk sitzen Sehnen und Muskeln, die für die Beweglichkeit des Menschen sorgen.

Die Schrothkur wirkt vielfältig auf arthrotische Gelenke. Zunächst bewirkt die Gewichtsreduktion eine deutliche Entlastung der erkrankten Gelenke. Die feuchte Wärme wirkt entspannend und schmerzlindernd auf die das Gelenk umgebenden Muskeln und Sehnen. Der rhythmische Wechsel von Trink- und Trockentagen bewirkt ein Auslösen der Schlackstoffe aus dem erkrankten Gelenk. Meist ist der Kurgast nach einer Woche schon deutlich schmerzfreier als zu Beginn der Kur, und die Gelenke sind wesentlich beweglicher geworden.

Um den Kurerfolg zu Hause zu stabilisieren, muß man sich bemühen, die erzielte Gewichtsreduktion zu bewahren und durch Bewegungsübungen, und zwar möglichst ohne Last des Körpergewichts wie z. B. Schwimmen oder Radfahren, die Beweglichkeit im erkrankten Gelenk zu erhalten.

Außerdem ist eine gleichmäßige Wärme im Gebiet des erkrankten Gelenkes besonders wichtig (wie sie zu Großmutters Zeiten in Form von wollenen Knieschützern erreicht wurde). Degenerative Erkrankungen wie die Arthrose brauchen Wärme-, entzündliche Erkrankungen dagegen meistens Kälteanwendungen.

Chronische Polyarthritis

Die chronische Polyarthritis zählt zu den entzündlich-rheumatischen Erkrankungen der Gelenke, ihre Ursache ist bis heute ungeklärt. Man diskutiert als Ursache z. B. eine Autoaggressionskrankheit, d. h. eine Art Selbstzerstörung der Gelenke durch den eigenen Organismus.

Die chronische Polyarthritis ist eine äußerst schmerzhafte Erkrankung, bei der die Gelenke im akuten Stadium gerötet und verdickt sind und die Beweglichkeit erheblich und schmerzhaft eingeschränkt ist. Im fortgeschrittenen Stadium sind die Gelenke deutlich deformiert. Personen mit diesen Beschwerden sind auf die ständige Einnahme von Medikamenten wie z. B. Antirheumatika, Kortison oder auch Goldinjektionen angewiesen.

Diese Kurgäste betreue ich während der Schrothkur besonders gern, da sie sich dieser Kur mit einer ungeheuren Motivation unterziehen. Schmerz und Leid begleiten sie tagtäglich schon über viele Jahre, ja Jahrzehnte, so daß sie diese Kur, die doch eine sehr große Selbstdisziplin erfordert, mit eisernem Willen auf sich nehmen. Diese Kurgäste ertragen gern Entbehrungen, wenn ihnen nur geholfen werden kann.

In den meisten Fällen sind diese Personen normalgewichtig oder sogar untergewichtig, so daß die Nahrungsmenge in Form von Haferschleim, Kurgebäck und Honig etwas reichhaltiger gestaltet werden muß, um die Gewichtsreduktion in Grenzen zu halten.

Die Umstimmungsreaktion durch die Schrothdiät, die Steigerung des Immunsystems und die feuchte Wärme bringen den Kurgästen eine deutliche Besserung ihrer Beschwerden. Sie ermöglicht eine erhebliche Reduzierung ihres Medikamentenkonsums, und in vielen Fällen gelingt es, die Erkrankung zum Stillstand zu bringen.

Weichteilrheumatismus

Unter Weichteilrheumatismus werden alle schmerzhaften und die Bewegungsfähigkeit beeinträchtigenden Störungen an Muskeln, Bändern, Sehnen, Schleimbeuteln und Unterhautgewebe zusammengefaßt.

Als Ursache kommen in Frage: Zerrungen, Überdehnungen beim Sport oder langandauernde, oft unbewußt einwirkende, falsche, einseitige Belastungen (z. B. Nacken- und Schulterschmerzen bei Stenotypistinnen, Computerfachleuten oder Fließbandarbeitern usw.). Unterkühlungen, Erkältungen und seelische Belastungen wirken auf diese Erkrankung fördernd. Sicherlich spielt auch eine erbliche Veranlagung eine Rolle.

Die feuchte Wärme, die entspannend und krampflösend auf die Muskulatur wirkt, und die Kostumstellung bewirken eine erhebliche Besserung oder auch einen Stillstand dieses Leidens.

Verdickungen der Fingergelenke (Heberdensche Knötchen, benannt nach dem britischen Arzt Heberden, 1710–1801)

Bei dieser Erkrankung kommt es im Bereich der Fingergelenke zu knötchenartigen Auftreibungen durch Knorpel- und Knochenwucherungen.

Die Erkrankung ist erblich und kommt häufiger bei Frauen als bei Männern vor. Sie tritt gewöhnlich nach dem 40. Lebensjahr auf.

Die Beweglichkeit der Gelenke ist schmerzhaft eingeschränkt. Damit verbunden ist häufig eine erhebliche Morgensteifigkeit der Finger, die sich erst im Laufe des Tages leicht bessert.

Bei diesem Krankheitsbild kommt der Schrothpackung große Heilwirkung zu. Intensiviert wird der Erfolg der Packung, wenn diese Kurgäste nasse Baumwollhandschuhe in der Packung benutzen.

Wirbelsäulenerkrankungen

Die Wirbelsäule setzt sich aus sieben Halswirbeln, zwölf Brustwirbeln, fünf Lendenwirbeln, dem Kreuz- und dem Steißbein zusammen.

Zwischen den einzelnen Wirbelkörpern bestehen zum einen Gelenke und zum anderen Bandscheiben, die wie Pufferzonen wirken. Dadurch erhält die Wirbelsäule ihre Beweglichkeit. Die Bandscheiben, die wie Stoßdämpfer wirken, sind im Leben großen Belastungen ausgesetzt. Sie bestehen aus einem festen Faserring und einem elastischen Gallertkern. Die Folge des Verschleißes ist, daß der Faserring einreißen kann, wodurch dann der Gallertkern nach außen quillt.

Die Wirbelkörper, Gelenke und Bandscheiben werden durch Bänder und starke Muskelzüge zu beiden Seiten der Wirbelsäule zusammengehalten. Ihr kompliziertes Zusammenspiel ermöglicht den aufrechten Gang und die Beweglichkeit der Wirbelsäule.

Das äußerst empfindliche Rückenmark liegt geschützt in der Mitte der Wirbelsäule. Zwischen den einzelnen Wirbeln verlassen die Nervenstränge durch entsprechende Löcher den Rückenmarkskanal. Die Nerven von der Haut, den Gelenken und Sehnen laufen durch diese Löcher zum Rückenmark zurück.

Drückt nun die Bandscheibe oder eine knöcherne Veränderung des Wirbelkörpers oder des Wirbelgelenkes auf diese Nervenstränge, können Schmerzen im Bereich der Wirbelsäule oder auch in den Armen und Beinen die Folge sein. Wenn Nervenstränge beeinträchtigt werden, die die Muskelbewegungen auslösen, kann es zu Lähmungen in den betreffenden Muskelpartien kommen.

Die häufigsten Ursachen für Wirbelsäulenerkrankungen sind Fehl- und Überbelastung der Wirbelsäule, Übergewicht, natürlicher Verschleiß und Veranlagung. Die Beschwerden können sich äußern durch einen örtlich umschriebenen Schmerz wie Hexenschuß, durch ausstrahlende Schmerzen in den Beinen oder Armen und durch zum Teil migräneartige Kopfschmerzen. Damit verbunden sind erhebliche Verspannungen der Rükkenmuskulatur. Gelegentlich entwickeln sich, vorwiegend an den Beinen, auch Empfindungsstörungen, verminderte Wahrnehmung von heiß oder kalt oder eine Muskelschwäche. Diese Beschwerden sind besonders ernst zu nehmen.

Bei der Schrothkur wird durch die Gewichtsreduktion die Wirbelsäule entlastet und durch die feuchte Wärme der Packung die Muskulatur der Wirbelsäule entspannt und schmerzfrei.

Eventuell kann der Kurgast, wenn er nicht auf dem Rücken liegen kann, auch seitlich gepackt werden. Eine Rolle unter den Knien entspannt die Wirbelsäule und bringt damit beim Liegen in der Packung Erleichterung.

Zusammenfassend läßt sich sagen, daß Erkrankungen des rheumatischen Formenkreises eine der wichtigsten Heilanzeigen der Schrothkur sind. Sie können nicht nur erheblich gebessert, sondern oft auch zum Stillstand gebracht werden. Für den Erfolg des Naturheilverfahrens ist die Ernährung mit ihrer radikalen Kostumstellung, die völlig frei von tierischem Eiweiß ist, ebenso wie die feuchte Wärme mit der Erzeugung des künstlichen Fiebers in der Packung mit ihrem schmerzlindernden und krampflösenden Effekt von ausschlaggebender Bedeutung.

Chronisch entzündliche Erkrankungen

Zum Beispiel Nasennebenhöhlenentzündungen, chronische Mandelentzündungen, chronische Kehlkopfentzündungen, chronische Bronchitis, chronische Blasenentzündung, chronische Eierstockentzündungen, chronische Prostataentzündungen. Chronisch entzündliche Erkrankungen werden häufig durch eine Störung des Immunsystems (Abwehrschwäche) verursacht.

Bereits im Kindesalter wird durch den zu raschen Griff zu Penizillin und anderen Antibiotika das Immunsystem des Menschen empfindlich gestört. Fieber ist eine natürliche Abwehrmaßnahme des Organismus gegen Infektionen; Fieber und Immunabwehr sind untrennbar miteinander verbunden. Wenn die Körpertemperatur steigt, erhöht sich auch die Zellteilungsrate wichtiger Immunzellen; für den Kampf gegen den Krankheitserreger bildet der Körper vermehrt Immunzellen. Außerdem wirkt die Erhöhung der Körpertemperatur lähmend oder gar vernichtend auf das Bakterienwachstum.

Wenn diese Reaktionen des menschlichen Organismus immer wieder durch Penizillin unterbrochen werden, verlernt der Organismus, mit den Krankheiten umzugehen. Natürlich wird man eine hoch fieberhafte, eitrige Angina oder Mittelohrentzündung nach wie vor antibiotisch behandeln. Aber hier geht es um die banalen Infekte, die zur Steigerung der Abwehrkräfte durchaus sinnvoll sein können.

Die Schrothkur bewirkt einerseits durch den Nahrungsentzug und die Gabe reizarmer Kost, daß sich der Organismus auf seine Selbstheilungskräfte besinnt. Andererseits werden durch die Schrothschen Packungen mit der Erzeugung des künstlichen Fiebers die chronisch entzündlichen, aber im Körper ruhenden Veränderungen aktiviert und damit erst einer Resorption zugeführt, was die Heilung ermöglicht.

Magen-Darm-Erkrankungen

Die völlig reizfreie Kost während der Schrothkur entlastet den Magen-Darm-Trakt von schwer verdaulichen Nahrungsmitteln. Magenschleimhautentzündungen und auch Magengeschwüre können durch die reizlose Kost zur Abheilung gebracht werden.

Wenn die Gemüsesuppen oder das eingeweichte Trockenobst noch zuviel Reiz für den Magen bedeuten, können diese Mahlzeiten jederzeit durch Haferschleim ersetzt werden. Ebenso kann der Wein, wenn er im Rahmen dieser Erkrankungen nicht vertragen wird, durch Tee und Wasser ersetzt werden. Die feuchte Wärme während der Schrothschen Wickel hat ebenfalls einen beruhigenden und heilenden Effekt auf den Magen-Darm-Trakt.

Die chronische Dickdarmentzündung, eine Krankheit, die mit zunehmender Zivilisation und damit verbundener Fehl- und Überernährung immer häufiger vorkommt, ist mit einer Schrothkur zum Stillstand zu bringen.

Auch hier wird man u. U. die Kost leicht umstellen müssen. Besonders geeignet ist die Gabe von Rotwein an Stelle von Weißwein. Der Rotwein verfügt über einen hohen Anteil an Gerbsäure. Diese Gerbsäure wirkt auf die Darmschleimhaut adstringierend, d. h. zusammenziehend, wodurch die vermehrte Schleimabsonderung aus den Schleimhäuten des Dickdarms erheblich verringert wird.

Divertikulose des Dickdarms

Divertikulose bezeichnet krankhaft erweiterte Ausstülpungen im Bereich des Dickdarms, in denen der Stuhl mehrere Tage verweilen und so zu Entzündungen führen kann. Diese Erkrankung kann äußerst schmerzhaft sein und mit Durchfällen oder auch Verstopfung einhergehen. Verursacht wird diese ebenfalls im Zunehmen begriffene Erkrankung durch unsere ballaststoffarme, denaturierte Kost und den häufigen Mißbrauch von Abführmitteln.

Die völlig reizlose Schrothdiät bringt die Entzündungen zur Abheilung, und die feuchte Wärme der Packung bewirkt über eine deutliche Mehrdurchblutung der Bauchorgane eine Regeneration der Darmschleimhaut.

Obstipation – Darmträgheit und Verstopfung

Regelmäßige Stuhlentleerungen tragen zum Wohlbefinden der Menschen entscheidend bei. Es gibt individuell erhebliche Unterschiede in der Häufigkeit der Stuhlentleerungen.

Stuhlentleerungen bis zu dreimal am Tag oder auch nur zweimal wöchentlich können durchaus im Normbereich liegen. Das Problem liegt darin, daß viele Menschen glauben, daß ihre Gewichtszunahme durch trägen Stuhlgang bedingt ist. Dies ist mit Sicherheit ein großer Irrtum. Die Nahrung wird, wenn sie länger im Magen-Darm-Trakt verweilt, nicht besser ausgenutzt als bei einer kürzeren Verweildauer. Es hat sich in vielen Köpfen festgesetzt, daß regelmäßiger Stuhlgang mit Schlanksein gleichbedeutend ist. Deshalb erfolgt auch der Griff zum Abführmittel gerade bei figurbewußten

Menschen besonders rasch. Wenn sich der Darm einmal an die regelmäßige Einnahme von Abführmitteln gewöhnt hat, und dies geschieht meist sehr schnell, erfordert es sehr viel Energie und Durchhaltevermögen, wieder von diesen Tabletten loszukommen. Die Abführmittel schädigen nicht nur die Darmschleimhaut, sondern entziehen dem Körper auch lebensnotwendige Elektrolyte wie z. B. Kalium. In der Schrothkur werden die Abführmittel abgesetzt. Empfehlenswert sind tägliche Colonmassagen (Bauchmassagen), die die Darmbewegungen deutlich bessern.

Im übrigen ist bei der geringen Nahrungsaufnahme während der Schrothkur eine Stuhlentleerung jeden zweiten oder dritten Tag durchaus normal. In hartnäckigen Fällen wird man zunächst versuchen, über Glyzerinzäpfchen und Mikroklistiere die Stuhlentleerung in Gang zu bringen.

Nach Beendigung der Schrothkur ist der Darm bei Umstellung auf normale, ballaststoffreiche Kost in der Regel sehr sensibilisiert, und die regelmäßigen Stuhlentleerungen können ohne Abführmittel erfolgen.

Fettleber

Die Fettleber entsteht in erster Linie durch Fehl- und Überernährung, durch regelmäßigen Alkoholgenuß, durch Medikamente und als Folge einer durchgestandenen Lebererkrankung.

Während der Schrothkur wird die Leber durch die kohlenhydratreiche, eiweißarme Kost (frei von tierischem Eiweiß) und durch die fettfreie Diät in ihren Stoffwechselfunktionen erheblich entlastet.

Selbstverständlich wird bei erhöhten Leberwerten (Transaminasen) der Alkohol durch Säfte, Wasser oder Tee ersetzt. Die Transaminasen, die uns über den Zustand der Leber sehr genau Auskunft geben, fallen im Verlauf der Schrothkur, als Zeichen für die Entlastung und Gesundung der Leber, deutlich ab. Dies wird durch die Vermeidung von Alkohol, falscher Ernährung und Medikamenten unterstützt. Auch hier spielt die feuchte Wärme der Packung mit der Mehrdurchblutung der Leber sicher eine positive Rolle.

Bei akuten Lebererkrankungen und bei Leberzirrhose darf allerdings keine Schrothkur durchgeführt werden.

Migräne

Die Ursache der Migräne ist sicher vielfältiger Natur und von Mensch zu Mensch höchst unterschiedlich. Gemeinsam ist den meisten von ihnen, daß in der Regel eine Unzahl von schmerzlindernden Medikamenten mehr oder weniger regelmäßig eingenommen werden. Diese Medikamente können zum einen in eine Abhängigkeit hineinführen und zum anderen schwere Nierenschäden zur Folge haben. Wenn sich diese Personen einer Schrothkur unterziehen, kommt es meistens innerhalb der ersten drei Tage zu einem heftigen Migräneanfall.

Ausgelöst wird dieser Migräneanfall durch den Klimawechsel, die Kostumstellung und die Hektik der Abreise von zu Hause.

Durch die Umstimmungsreaktion sowohl im körperlichen als auch im vegetativen Bereich und durch den Entschlackungsprozeß jeder einzelnen Zelle kommt es in fast allen Fällen zu einer erheblichen Besserung der Migräne und mitunter auch zu einem jahrelang anhaltenden anfallsfreien Intervall.

Wechseljahrbeschwerden – Klimakterium

Das Klimakterium ist eine Zeit der hormonellen Umstellung, die vielen Frauen erhebliche Beschwerden bereiten kann. Manche Frauen leiden unter Hitzewallungen, erheblichen körperlichen Beschwerden, Gewichtszunahme, Osteoporose und Gemütsschwankungen bis hin zu schweren Depressionen. Während der Schrothkur wird die Hormonproduktion in den Eierstöcken angeregt. Bei manchen Frauen kann es nach zwei- und dreijähriger Pause erneut zu einer Monatsblutung kommen. Dies ist eine ganz natürliche Reaktion in der Kur und kein Anlaß zur Besorgnis.

Selbstverständlich muß in diesem Zusammenhang allen Frauen in diesem Alter empfohlen werden, sich regelmäßig der Krebsvorsorgeuntersuchung zu unterziehen. Durch die vermehrte Hormonproduktion fühlen sich viele Frauen in den Wechseljahren nach einer dreiwöchigen Schrothkur deutlich verjüngt im Sinne einer gesteigerten Lebensfreude. Die Bewältigung der täglichen Aufgaben geht wieder leichter von der Hand.

Die Schrothkur ist eine Therapie, die jede einzelne Körperzelle erfaßt, und nur so läßt sich die Vielfalt ihrer Heilanzeigen erklären. Die feuchte Wärme und das künstlich erzeugte Fieber der Schrothschen Packung, der rhythmische Wechsel von Trink- und Trockentagen und der drastische Nahrungsentzug bewirken, daß der Körper die in ihm gespeicherten giftigen Substanzen über Haut, Nieren, Darm und Lunge ausscheidet.

Wir nehmen mit unserer Nahrung eine Vielzahl giftiger Substanzen auf. Durch die Verwendung von Düngemitteln, Pflanzenschutzmitteln (Insektizide, Herbizide) und Pilzvertilgungsmitteln (Fungizide) gelangen sie in Spuren in unsere Lebensmittel. Im Körper werden sie ebenso wie Medikamentenrückstände im Binde- und Fettgewebe abgelagert. Die Ausscheidung dieser Substanzen bezeichnen wir als Entschlackung. Wissenschaftlich wird man als beweisbare Entschlackung das Absinken des Cholesterin- und des Neutralfettspiegels, der Harnsäure, des Blutdrucks und auch des Blutzuckers definieren können.

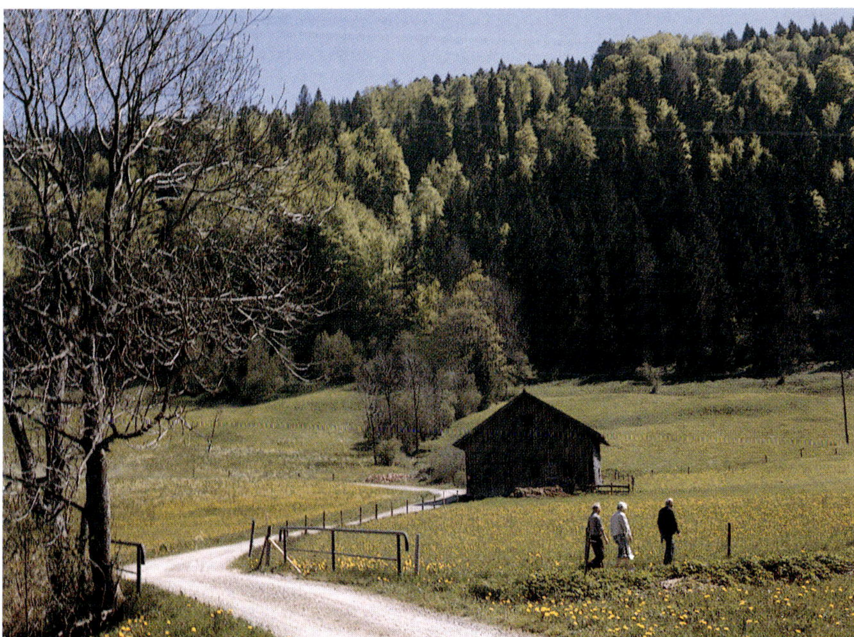

Gegenanzeigen der Schrothkur

Für Personen, die an Leberzirrhose, akuten Leberentzündungen, Alkoholismus, akuten Infektionskrankheiten, Tuberkulose, krebsigen Geschwülsten, Schilddrüsenüberfunktion, Nervenleiden wie endogener Depression, Psychose oder Schizophrenie sowie an insulinpflichtiger Diabetes leiden, ist die Schrothkur nicht geeignet.

Zusammenfassend läßt sich sagen, daß es leichter fällt, die Gegenanzeigen der Schrothkur aufzuzählen als ihre Heilanzeigen.

Lassen Sie mich abschließend noch einmal Dr. Cybulka, den Arzt, der Johann Schroth mehrere Monate begleitete und das erste Buch über die Schrothkur verfaßt hat, zitieren:

»Es dürfte überhaupt wenige Krankheiten geben, die einer systematischen Durchführung dieser durchgreifenden Heilmethode nicht weichen würden, und es macht mir ein unbeschreibliches Vergnügen, die tröstende und auf die innigste Überzeugung gegründete Behauptung einem jeden noch so schwer Leidenden zurufen zu dürfen, er möge nicht früher an der Möglichkeit der Heilung seines Übels verzweifeln, bis er die Schrothische Kur genau durchgemacht und, in sehr hartnäckigen Fällen, auch wiederholt habe.«

BESONDERHEITEN DER SCHROTHKUR UND IHRE WIRKUNGEN

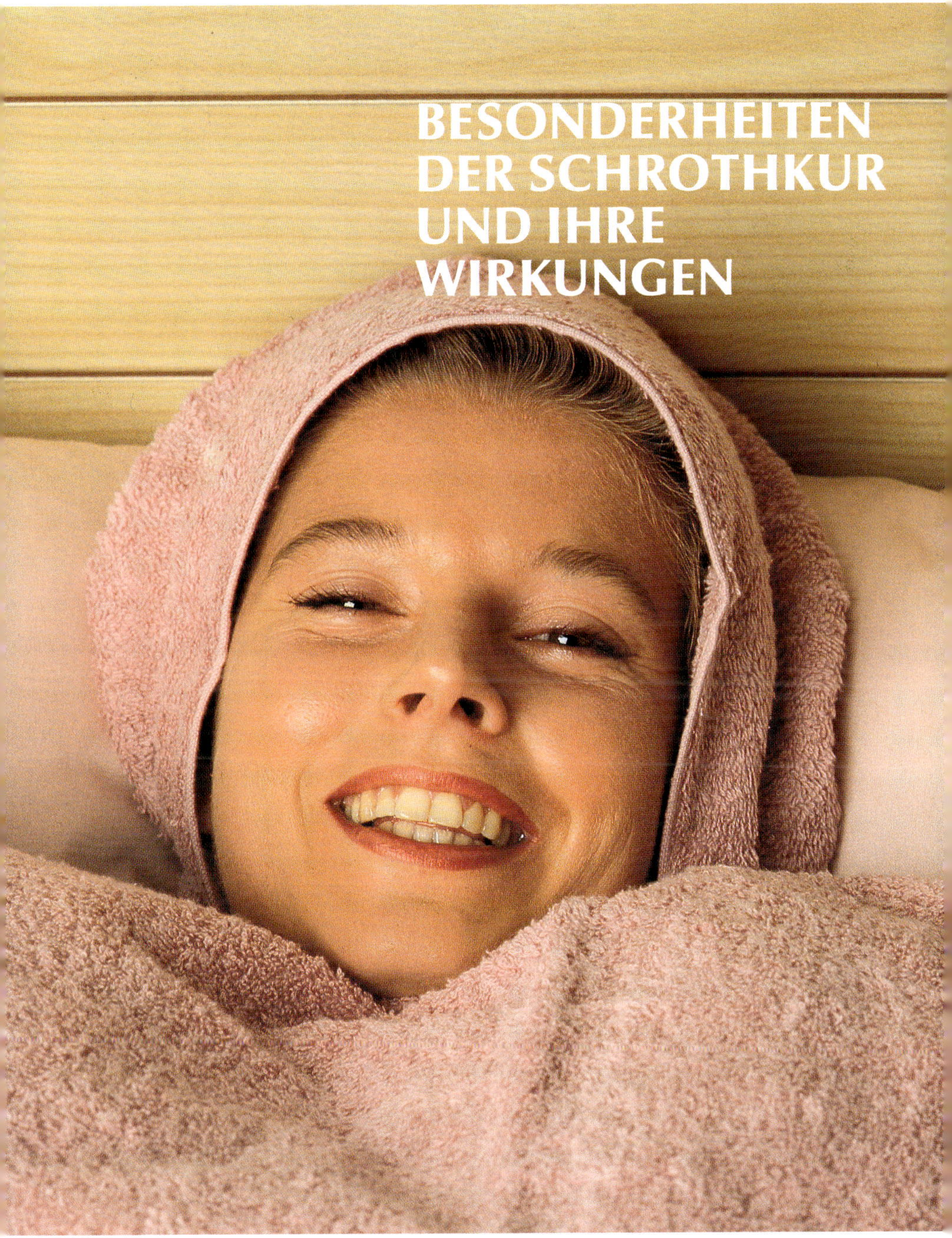

Die Schrothschen Packungen

Aus den von Johann Schroth ursprünglich angewandten Teilwickeln um sein Kniegelenk entwickelte sich im Laufe seiner Tätigkeit die Ganzpackung. Zu seiner Zeit wurde der Kurgast abends eingepackt, und zwar meistens für die Dauer der ganzen Nacht.

Heutzutage packen wir den Kurgast in den frühen Morgenstunden ein. Das hat den Vorteil, daß der Körper durch die Bettwärme gut durchwärmt und auch das vegetative Nervensystem durch die Nachtruhe gedämpft ist. Im übrigen hat auch Johann Schroth immer wieder betont, wie wichtig eine gute Durchwärmung des Körpers vor dem Anlegen der Packung ist, und hat deswegen seine Packungen bei manchen Kurgästen erst zwei bis drei Stunden nach dem Zubettgehen angelegt.

Zubehör

1 Packbett,
2 Wolldecken,
1 nasses, übergroßes Leintuch,
1 normales Deckbett mit Abschlußdecke,
2 Halswickel (naß und trocken),
2 Handtücher,
2 lange und 2 kurze Packbänder,
3 Wärmflaschen und
1 Klingel.

Technik der Packung

Die langen Packbänder werden im oberen und unteren Drittel des Bettes auf die Matratze gelegt, darauf kommt das Packbett, darüber zwei Wolldecken, drei Wärmflaschen und das feuchtkalte Leintuch.

Die Packerin legt dem Kurgast einen feuchten und darüber einen trockenen Halswickel um. Erst dann legt sich der Kurgast unbekleidet mit dem Rücken auf das feuchtkalte Leintuch und nimmt die Klingel in die Hand.

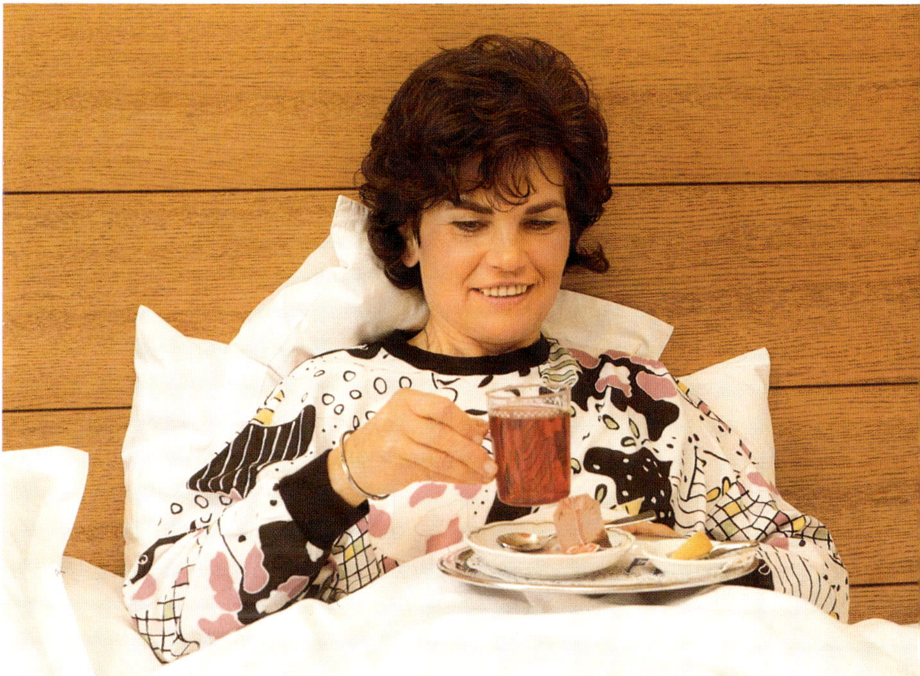

Kräutertee vor der Packung

Das Leintuch wird eng um Körper, Arme und Beine geschlungen. Darüber werden die Wolldecken geschlagen und über diese wiederum das Deckbett. Dieses wird seitlich in das Packbett gestopft und die gesamte Packung mit Hilfe der Packbänder befestigt. Durch die angelegten Packbänder kann keine Luft entweichen, aber auch keine kalte Luft in die Packung gelangen und so zu einer unerwünschten Abkühlung des Körpers führen.

Den Abschluß der Packung bildet die Wolldecke, die fest unter das Packbett gestopft wird. Ein Handtuch wird über den Kopf gelegt, um unnötigen Wärmeverlust am Kopf zu vermeiden.

Die Wärmflaschen werden in der Regel an die Füße, ins Kreuz und auf die Lebergegend gegeben. Bei entsprechenden Beschwerden können die Wärmflaschen auch z. B. auf die Kniegelenke oder in den Schulterbereich, je nach individuellen Bedürfnissen, gelegt werden.

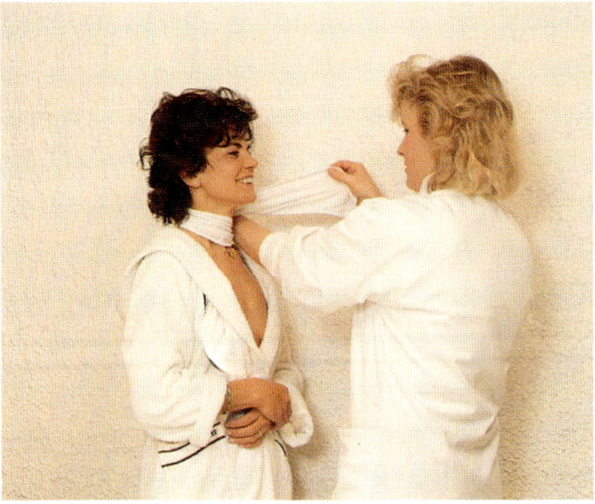

Behutsam wird der Halswickel angelegt

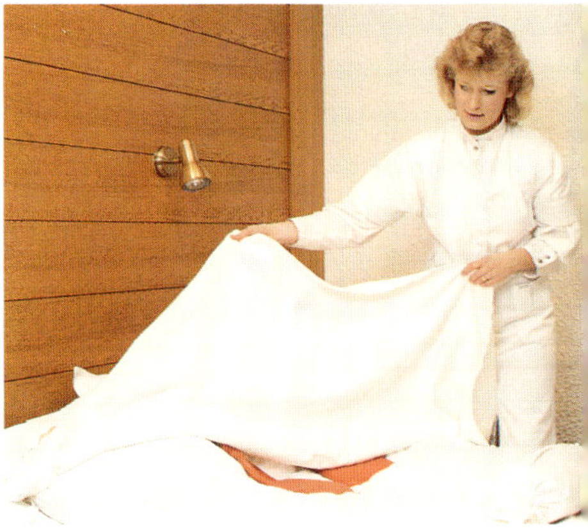

Herrichten des Packbetts

Wichtigste Bestandteile der Packung sind die Bänder und die Klingel. Die Bänder garantieren, daß, wenn sich der Kurgast in der Packung bewegt – und wer liegt schon zwei bis drei Stunden bewegungslos in der Packung? –, diese nicht auseinanderfallen kann. Die Klingel gibt ihm die Gewißheit, daß er bei evtl. auftretenden Ängsten oder körperlichen Beschwerden sofort Hilfe herbeirufen kann. Die Dauer der Packung sollte mindestens zwei Stunden betragen, doch sind bei Kurgästen, die sich sehr wohl darin fühlen, nach oben keine Grenzen gesetzt.

Die Schrothschen Packungen werden von eigens dafür ausgebildeten und geprüften Packerinnen und Packern durchgeführt. Nur die fachgerecht angelegte Packung kann die erwünschte therapeutische Wirkung erzielen.

Da viele Kurgäste auch durch die »entsprechende Einführung schon erfahrener Kurgäste« gewisse Ängste vor der Packung entwickeln, wird grundsätzlich zuerst eine ¾-Packung angelegt. Auch bei Kurwiederholern empfiehlt sich die ¾-Packung als Einstieg.

Der Unterschied zwischen einer ¾-Packung und einer Ganzpackung besteht darin, daß bei der ¾-Packung die Arme nicht mit ins nasse Laken eingepackt werden, wohl aber innerhalb des Packbettes. Wenn sich der Kur-

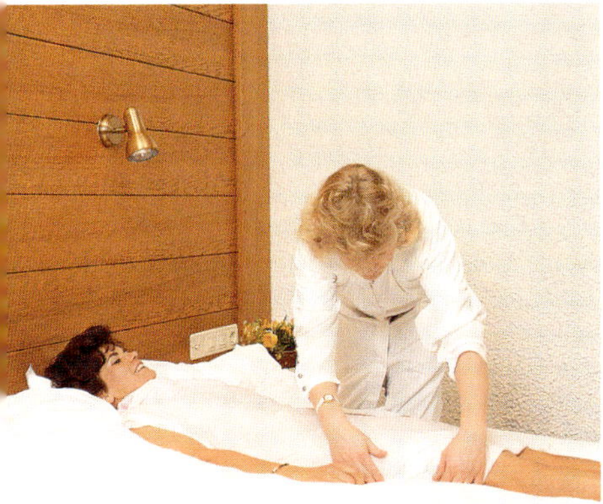

Einwickeln in das nasse Laken

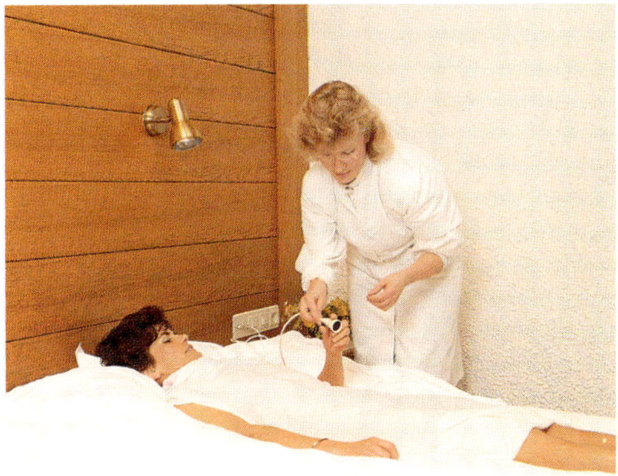

Der Kurgast erhält die Klingel in die Hand

gast in der ¾-Packung wohl gefühlt hat und ärztlicherseits nichts dagegen spricht, kann am nächsten Tag eine Ganzpackung verabreicht werden.

Manchmal ist auch die ¾-Packung noch zu eingreifend, z. B. bei Personen mit Platzangst oder schwerer vegetativer Dystonie. Zur Erleichterung können in diesen Ausnahmefällen die Arme ganz aus der Packung herausgenommen und in den Bademantel gesteckt werden. Natürlich kann in diesem Fall die Erwärmung nicht so intensiv sein wie bei der ¾- oder Ganzpackung.

Was vollzieht sich in Ihrem Körper während der Packung?

Die 1. Phase der Packung (etwa 10 Minuten)

Durch die Bettwärme und den vor der Packung verabreichten heißen Kräutertee ist der Körper gut durchwärmt. Dies ist eine wichtige Voraussetzung, denn nur ein warmer Körper kann den Kältereiz als Reiz zur vermehrten Wärmeproduktion umsetzen. Durch den Kältereiz des naßkalten Lakens werden die Wärmerezeptoren, die über die gesamte Hautoberfläche verteilt sind, angeregt. Sie geben den Reiz an höhere Zentren im Rückenmark und im Gehirn weiter und veranlassen den Organismus nun, über ein zum

Teil reflektorisches und zum Teil hormonell gesteuertes Geschehen, Gegenmaßnahmen zu ergreifen:

1. Es kommt zur Engstellung der Gefäße in der Peripherie, d. h. in der Haut und im Unterhautgewebe. Die Haut und das Unterhautgewebe werden in Isolationsgewebe umgewandelt. Durch die Engstellung der Gefäße wird die Haut blaß; eine kalte, frierende Haut ist immer eine blasse Haut.

2. Es kommt zur Muskeltonusveränderung (Muskelzittern), d. h. zu einer erhöhten Wärmeproduktion.

3. Es kommt zu einer deutlichen Mehrdurchblutung des »inneren Wärmekerns«, dies sind die inneren Organe wie Herz, Lunge, Leber, Niere, Milz, Magen-Darm-Trakt und Gehirn. Diese Mehrdurchblutung des inneren Wärmekerns bewirkt eine Beschleunigung der Stoffwechselvorgänge, in erster Linie in der Leber und der Muskulatur, und diese wiederum eine erhöhte Wärmeproduktion. Die Körpertemperatur steigt.

4. Es kommt zu einer deutlich vertieften Atmung.

Die 2. Phase der Packung (etwa ½ – 1 Stunde)

In der 2. Phase der Packung reagiert der Körper wiederum auf die Temperatursteigerung im Wärmekern. Die Wärme wird aus dem Wärmekern in die Körperperipherie abgeleitet. Im Zuge dieser Erwärmung des Organismus kommt es zu einer Weitstellung der Blutgefäße der Haut und der Unterhaut. Die Haut rötet sich; eine warme, gut durchblutete Haut ist immer rosig. Die nun übermäßig produzierte Wärme versucht der Organismus über die Haut abzuleiten und auch über eine vertiefte Atmung abzugeben.

Die 3. Phase der Packung (1 – 2 Stunden)

In der 3. Phase der Packung kommt es zum eigentlichen Schweißausbruch, zur Stoffwechselsteigerung und zum effektiven Temperaturanstieg.

Sollte der Kurgast in der Packung nicht warm werden, muß die Packung abgebrochen werden, denn dann ist ihr Schaden größer als ihr Nutzen.

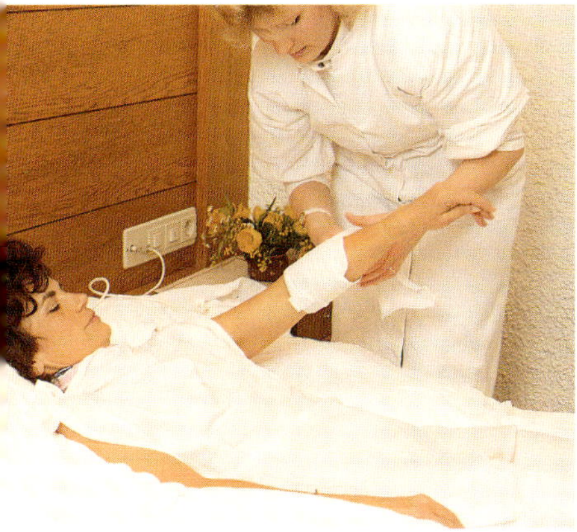

Anlegen eines Extrawickels

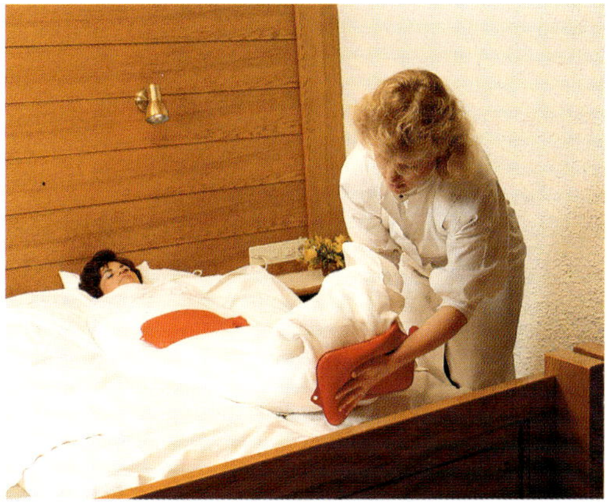

Verteilen der Wärmflaschen

Was bewirkt die Packung?

1. Die Körpertemperatur steigt um 1 bis 2° C in der Packung.

Die erhöhte Wärmeproduktion wird durch eine erhöhte Stoffwechselleistung in der Leber und der Muskulatur erzielt. Erhöhte Stoffwechselleistung verbraucht mehr Kalorien, höherer Kalorienverbrauch fördert die Gewichtsabnahme. Wenn man davon ausgeht, daß speziell Frauen bei Reduktionskost ihren Grundumsatz um bis zu 50 Prozent senken können, dann kann die Packung gerade bei ihnen diesem Problem entgegenwirken. (Der Grundumsatz ist die Kalorienmenge, die der menschliche Organismus innerhalb von 24 Stunden in einem gleichmäßig temperierten Raum zur Aufrechterhaltung seiner Körperfunktionen verbraucht. Männer zwischen 1500 und 1600 kcal, Frauen zwischen 1400 und 1500 kcal.)

2. Durch die Erzeugung eines künstlichen Fiebers kommt es zu einer Steigerung der körpereigenen Abwehrkräfte. Körperzellen, die der Immunabwehr dienen, vermehren sich bei Erhöhung der Körpertemperatur. Das Immunsystem wird im Sinne einer Umstimmungstherapie direkt beeinflußt.

3. Das künstliche Fieber wirkt auf eine Vielzahl von Bakterien wachstumshemmend und fördert ihren Zerfall.

4. Die Wärme der Packung hat eine krampflösende und schmerzstillende Wirkung auf die gesamte quergestreifte Muskulatur, die Muskulatur unseres Bewegungsapparates. Die Wärme ist besonders günstig für Kurgäste mit Arthrose und Rheuma.

5. Chronisch entzündliche Veränderungen, die sich in der Ruhephase befinden, werden aktiviert und damit einer Resorption zugeführt, was die Heilung erst möglich macht.

6. Der Entschlackungsprozeß wird durch die Packungen entscheidend mit beeinflußt, denn neben der Niere und dem Darm können auch über die Haut (mit dem Schweiß) zahlreiche Abbauprodukte ausgeschieden werden. Durch eine gesteigerte Durchblutung und dadurch weitgestellte Blutgefäße wird dieser Prozeß wirkungsvoll unterstützt. Ein guter Beweis dafür ist, daß bei starken Rauchern das Laken nach Nikotin riechen kann und unter Umständen auch eine gelbliche Färbung annimmt.

Jeder Mensch ist ein Individuum, kein Mensch ist wie der andere, deshalb sind die Reaktionen der einzelnen Kurgäste auch sehr vielfältig. Es kann nicht jeder Mensch gleich gut und gleich lange schwitzen. Wenn wir einer Gruppe von Sportlern zuschauen, werden wir auch bemerken, daß der eine stark und ein anderer überhaupt nicht schwitzt.

Der Blutdruck, das vegetative Nervensystem und auch die Anzahl der Schweißdrüsen spielen eine entscheidende Rolle dabei, ob der Kurgast schwitzen kann oder nicht. Kurgäste mit niedrigem Blutdruck schwitzen in der Regel weniger stark als solche mit normalem oder höherem Blutdruck. Ein ausgeglichener Mensch wird auch in der Regel besser schwitzen als ein verspannter, nervöser.

Nicht das Schwitzen ist entscheidend, sondern allein die Tatsache, daß der Kurgast gut durchwärmt ist und nicht friert! Manche Kurgäste müssen das Schwitzen auch erst »lernen«.

Ich habe die Beobachtung gemacht, daß u. U. in der zweiten und dritten Woche oder auch scheinbar paradoxerweise nach dem Trockentag besser geschwitzt werden kann als nach dem Trinktag! Dabei spielt das vegetative Nervensystem wieder eine entscheidende Rolle. Wenn Sie sich etwas erholt haben und sich entsprechend entspannen können, lernt Ihr Körper wieder, auf natürliche Reize zu reagieren.

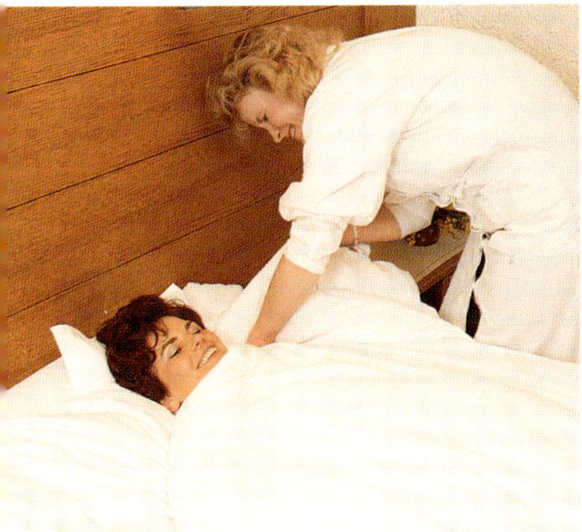

Das Deckbett wird in das Packbett gestopft

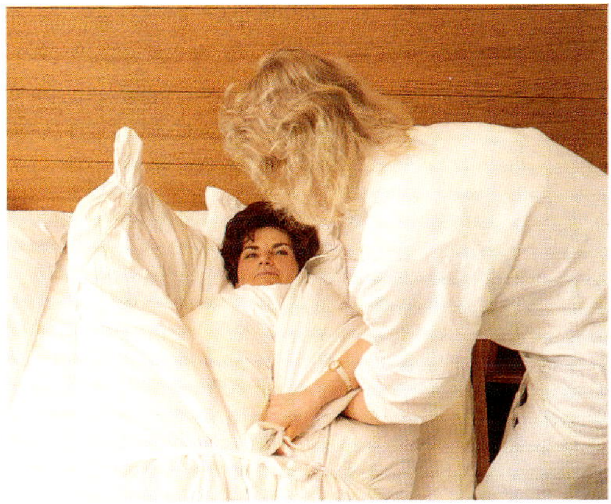

Die Packbänder werden angelegt

Am Trockentag – darüber weiter unten – findet die erwünschte vegetative Umstimmungsreaktion in Ihrem Organismus in erster Linie statt und ermöglicht ihm wieder, normal zu reagieren.

Unterstützen können Sie den Vorgang des Schwitzens, wenn Sie vor der Packung den schweißtreibenden Lindenblütentee wählen und in der Packung isometrische Übungen durchführen. Dabei spannen Sie eine bestimmte Muskelgruppe, z. B. die Bauchmuskeln, für die Dauer von 10 Sekunden an und entspannen wieder. Diese Übung können Sie mit jedem Muskel mehrmals wiederholen. Eventuell kann auch eine Wärmflasche mehr, also insgesamt vier Wärmflaschen, notwendig werden.

Kurgäste mit sechs, sieben oder gar acht Wärmflaschen einzupacken heißt, den Sinn der Packung nicht verstanden zu haben, denn dann reagiert der Körper auf die von außen zugeführte Wärme, anstatt selbst aktiv zu werden.

Umgekehrt kann man auch eine Wärmflasche weniger geben, wenn der Kurgast zu stark schwitzt, denn dies kann u. U. eine zu große Kreislaufbelastung sein.

Sie müssen während der Packung nicht wachliegen. Wenn Sie müde sind, dann schlafen Sie. Stellen Sie sich vor, man hätte die Menschen zu Johann Schroths Zeiten, als sie noch abends eingepackt wurden, angewiesen, die ganze Nacht wachzubleiben!

Es ist ein Unding, den Kurgast während der Packung mit irgendwelchen Videofilmen zu berieseln. Kein Mensch kann sich entspannen, wenn schießwütige Cowboys oder Kriminalfilme für Ablenkung sorgen. Der Videofilm nimmt Ihnen die Möglichkeit, sich auf sich selbst zu besinnen.

Wäre nicht die Packung, in der wir auch im körperlichen Sinne nicht vor uns davonlaufen können, eine gute Zeit, in der wir uns mit uns selbst beschäftigen können? Wie vielen von uns fehlt in der täglichen beruflichen und auch oft familiären Hektik die Zeit, unsere persönliche Situation zu bedenken. Diese Rückbesinnung auf sich selbst ist ein ganz wesentlicher Bestandteil dieser Kur.

Nach der Packung sollte jeder Kurgast ein bis zwei Stunden nachdünsten, um die Wirkung der Packung allmählich abklingen zu lassen. Danach ist eine warme Dusche erlaubt, aber keine Kaltwasseranwendung, denn die Schrothkur ist »eine Kur der feuchten Wärme«. Deshalb läßt sich auch niemals eine Schrothkur mit einer Kneippkur verbinden, bei der Kaltwasseranwendungen üblich sind.

In den zeitgenössischen Beschreibungen vom Anfang der Schrothkur waren Waschungen mit lauwarmem Wasser nach dem Wickel erlaubt. Zu Johann Schroths Zeit gab es noch keine Zimmer mit Dusche und Bad! Ich bin mir sicher, daß der Kurgast, vor dem Waschbecken stehend und sich mit lauwarmem Wasser abwaschend, wesentlich schneller abkühlt, als wenn er unter einer warmen Dusche steht. Außerdem ist es auch vom hygienischen Standpunkt aus nicht vertretbar, daß der Kurgast sich drei Wochen lang am Waschbecken waschen soll.

Zu den Schwimmbädern ist folgendes zu sagen: Auch diese gab es zu Johann Schroths Zeit noch nicht. Heute kommen viele Menschen mit erheblichen Gehbehinderungen aufgrund von Arthrosen oder rheumatischen Erkrankungen zur Schrothkur. Wenn man diesen Kurgästen erlaubt, sich ihre Bewegung im 29 bis 30° C warmen Schwimmbecken zu verschaffen, ist das Kurprinzip der feuchten Wärme weiterhin gewährleistet. Es ist ein Unding zu glauben, der Körper könne durch die Poren Wasser aufsaugen und so den Trockentag gefährden. Wichtig ist in diesem Fall nur, daß man frühestens drei bis vier Stunden nach der Packung, erst wenn die Körpertemperatur sich wieder normalisiert hat, das Schwimmbad aufsucht. Wenn Sie

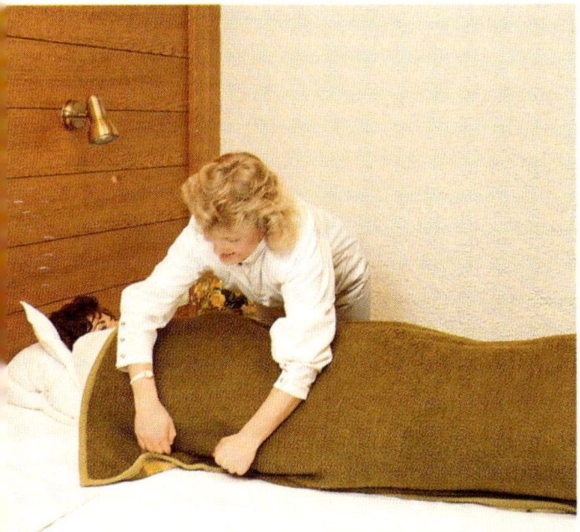

Die Wolldecke bildet den Abschluß der Packung

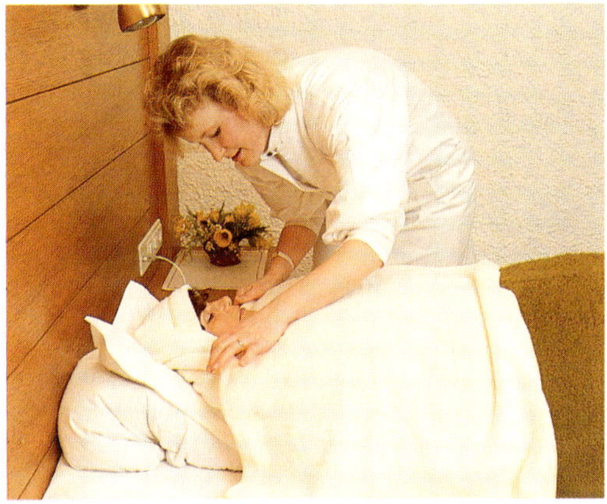

Ein Handtuch wird um den Kopf herum, ein weiteres unter das Kinn gelegt

unmittelbar nach der Packung ins Schwimmbad gehen, wird der Prozeß des Nachdünstens abrupt unterbrochen.

Es kann während der Packung auch einmal zu unangenehmen Schmerzreaktionen des Körpers kommen. Häufig werden in den ersten Tagen Beschwerden in der Wirbelsäule aktiviert. Am häufigsten ist dabei die Lendenwirbelsäule betroffen, wobei die Schmerzen dann auch in die Beine ausstrahlen können. Längst vergessene Operationsnarben können sich wieder bemerkbar machen. Bei Frauen können anhaltende Schmerzen im Unterbauch während der Packung Hinweis auf eine gynäkologische Erkrankung geben. Latent vorhandene Krankheitsherde können sich bemerkbar machen.

Aus diesem Grund wurde der Spruch geprägt *»Die Schrothkur kann nicht nur Therapie, sie kann auch Diagnostik sein.«*

Wenn Sie während der Packung einen unangenehmen Druck von der Wärmflasche verspüren, klingeln Sie bitte sofort nach der Packerin, denn dies kann ein Hinweis sein, daß Ihre Wärmflasche zu heiß ist. Besonders gefährdet sind hierbei hellhäutige Kurgäste.

Bei Kurgästen mit immer wieder auftretenden Venenentzündungen oder Thrombosen darf unter keinen Umständen eine Wärmflasche an die Füße oder Beine gelegt werden.

Die Lage der Wärmflaschen selbst kann durchaus den individuellen Beschwerden oder Bedürfnissen der Kurgäste angepaßt werden. Bei Personen z. B. mit häufigen Blaseninfektionen wird die Wärmflasche auf der Blase wohltuender empfunden als auf der Leber. Bei der so häufig vorkommenden Morgensteifigkeit der Fingergelenke empfiehlt es sich, nasse Baumwollhandschuhe vor der Packung anzulegen. Im allgemeinen kann man damit rechnen, daß die Morgensteifigkeit der Fingergelenke bereits nach einer Woche deutlich gebessert sein wird.

Andere Anwendungen während der Schrothkur

Wannenbäder, z. B. Melissenbäder, Brom-Baldrian-Bäder oder Rosmarinbäder, während der Kur können in einzelnen Fällen, z. B. bei vegetativer Dystonie, bei Schlafstörungen, bei Durchblutungsstörungen usw., durchaus als zusätzliche Verordnung angebracht sein.

Nur muß man sich bei der Verordnung zusätzlicher Therapien vor einer Reizüberflutung des Körpers hüten.

Sauna

Die Sauna ist eine physiotherapeutische Maßnahme, die in der Schrothkur völlig unangebracht ist. Sie ist auch nicht geeignet, die Packungen zu ersetzen. In der Sauna wird Wärme oder Heißluft mit oder ohne Dampf mit Lufttemperaturen von 80 bis 90° C zugeführt.

Der Körper reagiert, d. h., er antwortet auf die von außen zugeführte Wärme, während er bei der Packung agiert, d. h., die Wärme selbst erzeugen muß.

Das künstliche Fieber entsteht nur in der Schwitzpackung, nicht aber in der Sauna. Außerdem wird dem Organismus durch die Sauna nochmals Flüssigkeit entzogen, und das während einer Schrothkur, in der die Flüssigkeitszufuhr streng begrenzt ist. Wenn aber dem menschlichen Körper zu viel Wasser entzogen wird, wird das Blut eingedickt, d. h., der Anteil an festen

Bestandteilen des Blutes steigt an, während die Flüssigkeit abnimmt. Dikkes Blut hat aber träge Fließeigenschaften (Viskosität). Bei langsamer fließendem Blut erhöht sich die Gefahr, daß sich Blutplättchen an der Gefäßwand ablagern und diese schädigen. Die Blutplättchen können sich auch verklumpen und dadurch die Voraussetzungen für Embolien und Thrombosen schaffen.

Die Trink- und Trockentage

Schon in den Zeiten der großen griechischen Ärzte sprach man dem Durst eine besondere therapeutische Bedeutung zu. Bei Wassersucht und bei Fieberkranken in den ersten Krankheitstagen kamen Trockentage zur Anwendung. Auch im Mittelalter und zwischen dem 16. und 18. Jahrhundert finden sich in der zeitgenössischen Literatur Berichte über sogenannte Trockenkuren.

Durch Johann Schroth wurde die Durst- und Austrocknungskur in weiten Kreisen des Volkes wieder bekannt. Aufgrund der Beobachtung, daß erkrankte Tiere nicht nur das Futter meiden, sondern auch die Flüssigkeitszufuhr stark einschränken, entwickelte Johann Schroth die Trockentage. Zudem machte er auf seinen Fahrten als Fuhrmann die Beobachtung, daß seine Pferde, je mehr und je öfter er sie trinken ließ, um so häufiger schwitzten und früher ermatteten. Sobald er sie aber trockener fütterte und ihnen nur eine bestimmte Menge Flüssigkeit gab, bewiesen sie viel mehr Kraft und Ausdauer und schwitzten weniger.

Den Vorgang des rhythmischen Wechsels von Trink- und Trockentagen kann man als Gewebsdrainage bezeichnen.

Das Bindegewebe (Mesenchym) ist das Bindeglied zwischen Blutgefäß und Organgewebe. Die Nährstoffe gelangen vom Blutkreislauf über das Bindegewebe in die Organzelle. Ebenso werden die Stoffwechselendprodukte von der Organzelle über das Bindegewebe in den Blutkreislauf zurückgeführt.

Bei Über- und Fehlernährung kommt es dabei zu vermehrter Ablagerung dieser Stoffwechselschlacken und auch der Harnsäure im Mesenchym.

Durch diese Gewebsdrainagen, unterstützt durch die Kurpackung mit der Erzeugung des künstlichen Fiebers und der damit verbundenen besseren

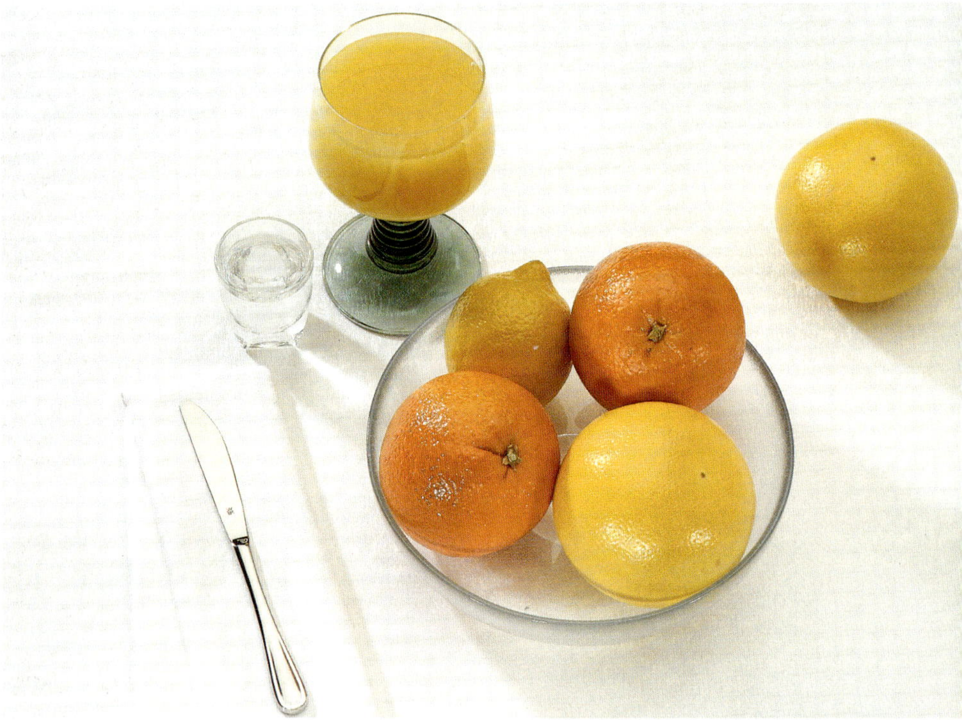

Fruchtsaft und Schnäpschen am Trockentag

Durchblutung der Organe, kommt es zum Abtransport der Stoffwechselschlacken und zu ihrer vermehrten Ausscheidung über Niere, Darm und Haut.

Die Trockentage

Am Trockentag bekommen Sie ein Glas Orangensaft und einen Schnaps. Der Orangensaft muß frisch gepreßt sein, um einen möglichst hohen Gehalt an Vitamin C zu garantieren. An Stelle der Orangen kann man auch den Saft einer Pampelmuse nehmen. Bei Unverträglichkeit oder bei Allergie gegen Zitrusfrüchte kann man auch Karottensaft geben. Der Schnaps **muß** keineswegs, er **kann** getrunken werden. Wenn Sie frieren, und man friert in der Kur besonders in der kalten Jahreszeit sehr leicht, kann der Schnaps rasch in Wärmeenergie umgesetzt werden. Auch wenn Sie sich sehr schlapp und elend fühlen, kann Ihnen ein Schnäpschen darüber hinweghelfen. Aber ich möchte nochmals hervorheben: Er muß nicht getrunken werden, und schon gar nicht mit Widerwillen!

Eines darf ich noch ganz besonders betonen: **Trockentag ist Ruhetag,** d. h., Sport oder große Wanderungen sind an Trockentagen nicht zu empfehlen. Der Sport muß der Kur angepaßt werden und nicht umgekehrt die Kur dem Sport.

Bei folgenden Erkrankungen muß der Kurgast trotz des Trockentags trinken: Nierenstein, erhöhte Harnsäure, eingeschränkte Nierenfunktion, häufige Blasen- und Nierenbeckenentzündung, schwere koronare Herzkrankheit, Thrombosen, bei stark erhöhten Blutfettwerten oder auch bei Venenentzündungen. In diesen Fällen muß der Kurgast 1 l Wasser oder Tee täglich zusätzlich zu sich nehmen. Bei regelmäßiger täglicher Zufuhr von einem Liter Wasser oder Tee zusätzlich bleibt immer noch ein gewisses Flüssigkeitsgefälle zwischen Trink- und Trockentagen erhalten.

Die Trinktage

An Trinktagen wird ein naturreiner, durchgegorener Wein mit möglichst niedrigem Zucker- und Alkoholgehalt gegeben.

Der französische Chemiker und Bakteriologe Louis Pasteur (1822–1895) sagte über den Wein: »*Der Wein kann mit Recht als das gesündeste und hygienischste Getränk bezeichnet werden.*« Plutarch (um 46 bis 120 n. Chr.), griechischer Schriftsteller, Philosoph und Priester in Delphi, sagte: »*Der Wein ist unter den Getränken das nützlichste, unter den Arzneien die schmackhafteste und unter den Nahrungsmitteln das angenehmste.*« Abraham Santa Clara, wortgewaltiger Kanzelredner und Schriftsteller im barokken Wien: »*Der Wein ist eine Medizin, wenn er aber ohne Manier genommen wird, ist er oft Gift.*«

Dr. Cybulka, ein zeitgenössischer Arzt Johann Schroths, der diesen mehrere Monate bei der Ausübung seiner Tätigkeit beobachten konnte, schrieb über den Wein folgendes: »*Um aber die bei dieser Diät oft sinkenden Kräfte zu erfrischen und zu beleben, damit sie den Kampf mit den aufgelösten Krankheitsstoffen eingehen und diese siegreich entfernen könnten, sann er* (Johann Schroth) *auf ein Mittel, das diesem Zwecke entsprechen möchte. Nach vielen Versuchen erwies sich der Wein als das tauglichste Mittel dazu, in dem er ohne zu nähren die Krankheitsstoffe vorzüglich bei man-*

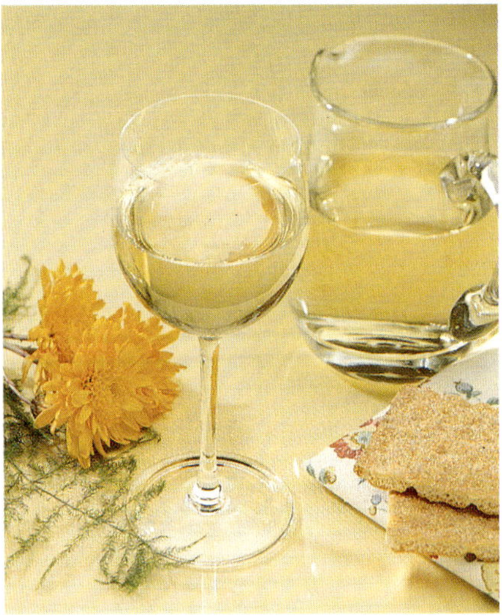

Wein – nur an Trinktagen

chen Krankheiten aufrühren hilft, den Magen erwärmt und die Lebenskräfte zu wecken im Stande ist.«

Folgende Gründe sprechen für die Gabe von Wein während der Schrothkur: **Er ist reich an Vitaminen und Mineralstoffen,** besonders hervorzuheben sind hierbei Kalium-, Magnesium- und Phosphorverbindungen.

Er wirkt **anregend auf das Gefäßsystem,** die Blutgefäße werden erweitert, d. h., er wirkt durchblutungsfördernd. Dies gilt aber nur für kleine Dosen, denn bei Überdosierung kommt es zu Gefäßlähmung in Weitstellung der Blutgefäße.

Er wirkt stimmungsaufhellend und hilft, die psychischen Spannungen und Depressionszustände während der Kur abzubauen. Er wirkt bakterientötend und hemmend auf das Bakterienwachstum im Darm.

Dies war auch schon Julius Cäsar (100 bis 44 v. Chr.) bekannt, der den Wein sehr verehrte. Er befahl seinen Soldaten, während der Feldzüge täglich eine Gallone (etwa 5/8 l) Wein zu trinken, um sie vor Darmkrankheiten zu schützen.

Und tatsächlich erreichte er, daß seine Legionäre in Ländern, in denen Typhus, Paratyphus, Ruhr und Cholera zu Hause waren, nicht erkrankten.

Der Wein wirkt stoffwechselsteigernd, d. h., er verbrennt mehr Kalorien.

Der Abbau des aufgenommenen Alkohols in der Leber erfordert zusätzliche Energie. Dies läßt sich auch aus der Tatsache heraus erkennen, daß ein Kurgast, der an Stelle des Kurweins die Kur mit Wasser durchführt, nicht mehr an Gewicht verliert, obwohl er doch erheblich weniger Kalorien zu sich nimmt (1 l Kurwein hat etwa 700 kcal).

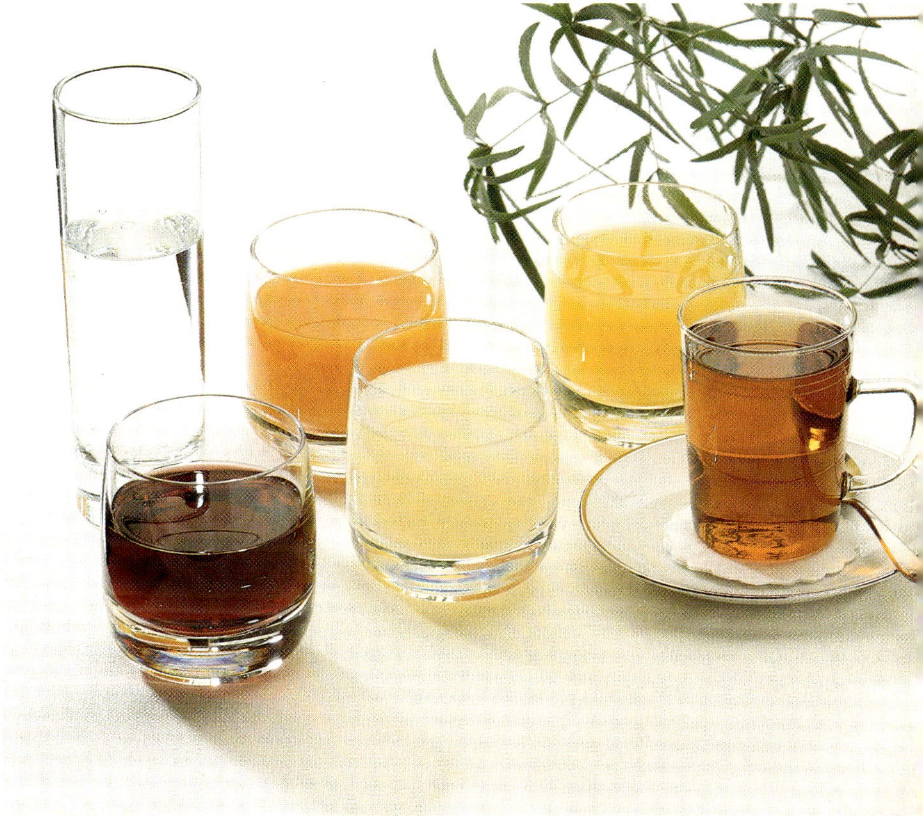

Der Wein kann durch Tee, Wasser oder Säfte ersetzt werden

Natürlich kann die Kur auch mit Tee, Wasser oder Fruchtsäften durchgeführt werden. Sie muß ohne Alkohol bei Personen mit Erkrankungen der Leber oder Bauchspeicheldrüse und bei alkoholgefährdeten Kurgästen durchgeführt werden.

In der menschlichen Leber wird der Alkohol durch das Enzym Alkoholdehydrogenase abgebaut. Bei täglichem Genuß kleiner Alkoholmengen steigt die Aktvität der Alkoholdehydrogenase, bei täglichem Genuß größerer Alkoholmengen wird die Enzymtätigkeit deutlich verringert.

Frauen können von Natur aus, genetisch bedingt, eine geringere Menge Alkohol abbauen als Männer. Eine weibliche Leber verträgt in der Regel 25 g Alkohol pro Tag und eine männliche Leber etwa 50 g Alkohol pro Tag. Wird diese Menge überschritten, so kann man bereits nach drei Wochen erste Schäden an der Leber im Sinne einer alkoholischen Fettleber feststellen, 25 g Alkohol sind in 0,25 l naturreinem Wein enthalten. Wenn Sie sich also an die erlaubte Menge Wein halten, schaden Sie Ihrer gesunden Leber nicht. Der schon zitierte Paracelsus sagte: *»Alle Dinge sind Gift und nichts ist ohne Gift. Allein die Dosis macht, daß ein Ding kein Gift ist.«*

Der Wein in der Schrothkur ist ein Medikament, und wie bei jedem Medikament gibt es eine therapeutisch wirksame und eine toxische, d. h. giftige Dosis. Wenn Sie die angegebenen Mengen Wein während der Schrothkur überschreiten, wird der Schaden erheblich größer sein als der Nutzen.

Aus den vorher genannten Gründen bekommen die Frauen während der Schrothkur nur halb soviel Wein zu trinken wie die Männer. An den kleinen Trinktagen dürfen Frauen **bis** zu $^1/_4$ l Wein und an den großen Trinktagen **bis** zu $^1/_2$ l Wein trinken. Männer dürfen an den kleinen Trinktagen **bis** zu $^1/_2$ l Wein und an den großen Trinktagen **bis** zu 1 l Wein trinken. Bei Widerwillen gegen den Wein kann die Menge jederzeit durch Wasser, Tee oder Säfte ersetzt werden.

Der Wein wird an den Trinktagen ab 15.00 Uhr nachmittags gegeben. Die erlaubte Menge sollte dann in kleinen Schlucken über einen möglichst langen Zeitraum getrunken werden. Dadurch, daß der Wein (oder Säfte – Tee – Wasser) erst ab 15.00 Uhr gegeben wird, wird die flüssigkeitsarme Zeit möglichst lange ausgedehnt.

Die Schrothsche Diät

Es wird eine unterkalorische, relativ kohlenhydratreiche, fett-, eiweiß- und salzarme Kost gegeben. Fett und Eiweiß sind rein pflanzlicher Herkunft, da während der Schrothkur keinerlei tierische Produkte gegeben werden dürfen. Bei Einhaltung des angegebenen Diätplanes erhält der Kurgast täglich 12 g Eiweiß, 2,3 g Fett und 92 g Kohlenhydrate, das bedeutet eine tägliche Kalorienzufuhr von 450 kcal (1880 kJ). Dazu kommen bei Frauen wöchentlich 1,5 l Wein und bei Männern 3 l Wein. Daraus ergibt sich eine tägliche

Energiezufuhr von insgesamt etwa 600 kcal bei Frauen und insgesamt etwa 750 kcal bei Männern. Die während der Kur angebotenen Kohlenhydrate garantieren einen relativ hohen Vitamin- und Mineralstoffgehalt. Die Ernährung erfolgt in Form von Gemüsesuppen, eingeweichtem Trockenobst, Kompotten, Vollkornbrot, Knäckebrot, Leinsamenbrot, altbackenen Semmeln, Kartoffeln, Reis, Gries, Graupen, Frischpreßsäften aus Zitrusfrüchten, außerdem Kräutern und aus geringen Mengen von Rohkost.

Diätplan der Schrothkur

1. Tag Montag

Trockentag	**Eiweiß g**	**Fett g**	**Kohlenhydrate g**	**Alkohol g**	**kcal/kj**
Frühstück: 1 Glas Tee, 1 Stück Kurgebäck	3,36	0,4	19,28		100,00
Mittag: 7 getrocknete Pflaumen 25 ml Zitronensaft 1 Stück Kurgebäck	0,97 0,05 3,36	0,25 0,015 0,4	29,10 1,19 19,28		123,00 10,00 100,00
Abend: 1 Eßlöffel geraspelte Möhren, Petersilie, Schnittlauch 1 Schnitte Leinsamenbrot Saft aus 2 Orangen und 1 Zitrone	0,3 3,0 0,77	0,06 1,0 0,22	2,2 21,0 13,4		10,50 110,00 54,40
Nährstoffrelation und Energiegehalt/Tag	11,81	2,35	105,45		508,00/ 2126,48

2. Tag Dienstag

Kleiner Trinktag	Eiweiß g	Fett g	Kohlen- hydrate g	Alkohol g	kcal/kj
Frühstück: 1 Glas Tee, 1 Stück Kurgebäck	3,36	0,4	19,28		100,00
Mittag: 1 Gemüsesuppe mit Reis	3,34	0,45	21,19		105,20
Ab 15 Uhr: Männer: 1/2 l Wein Frauen: 1/4 l Wein	0,8 0,4		0,8 0,4	42 21	350,00 175,00
Abend: 1 Eßlöffel geraspelte Möhren, Petersilie, Schnittlauch	0,3	0,6	2,2		10,50
1 Schnitte Leinsamenbrot	3,0	1,0	21,0		110,00
Nährstoffrelation und Energiegehalt/Tag Männer:	10,80	2,45	64,47	42	675,70/ 2828,48
Frauen:	10,40	2,45	64,07	21	500,70/ 2095,93

3. Tag Mittwoch

Trockentag	Eiweiß g	Fett g	Kohlen-hydrate g	Alkohol g	kcal/kj
Frühstück: 1 Glas Tee, 1 Stück Kurgebäck	3,36	0,4	19,28		100,00
Mittag: 7 getrocknete Pflaumen	0,97	0,25	29,10		123,00
25 ml Zitronensaft	0,05	0,015	1,19		10,00
1 Stück Kurgebäck	3,36	0,4	19,28		100,00
Abend: 1 Eßlöffel geraspelte Möhren, Petersilie, Schnittlauch	0,3	0,06	2,2		10,50
1 Schnitte Leinsamenbrot	3,0	1,0	21,0		110,00
Saft aus 2 Orangen und 1 Zitrone	0,77	0,22	13,4		54,40
Nährstoffrelation und Energiegehalt/Tag	11,81	2,35	105,45		508,00/ 2126,48

4. Tag Donnerstag

Großer Trinktag	Eiweiß g	Fett g	Kohlen-hydrate g	Alkohol g	kcal/kj
Frühstück: 1 Glas Tee, 1 Stück Kurgebäck	3,36	0,4	19,28		100,00
Mittag: 1 Gemüsesuppe mit 1/2 Kartoffel, geschlagenem Gries aus Wasser mit 25 ml Himbeersirup	6,94	0,73	64,66		302,50
Ab 15 Uhr: Männer: 1 l Wein Frauen: 1/2 l Wein	1,6 0,8		1,6 0,8	84 42	700,00 350,00
Abend: 1 Eßlöffel geraspelte Möhren, Petersilie, Schnittlauch	0,3	0,06	2,2		10,50
1 Schnitte Leinsamenbrot	3,0	1,0	21,0		110,00
Nährstoffrelation und Energiegehalt/Tag Männer:	15,20	2,19	108,74	84	1223,00/ 5119,47
Frauen:	14,40	2,19	107,94	42	873,00/ 3654,37

5. Tag Freitag

Trockentag	**Eiweiß g**	**Fett g**	**Kohlenhydrate g**	**Alkohol g**	**kcal/kj g**
Frühstück:					
1 Glas Tee,					
1 Stück Kurgebäck	3,36	0,4	19,28		100,00
Mittag:					
7 eingeweichte Aprikosen	2,3	0,23	32,3		137,70
25 ml Zitronensaft	0,05	0,015	1,19		10,00
1 Stück Kurgebäck	3,36	0,4	19,28		100,00
Abend:					
1 Eßlöffel geraspelte Möhren, Petersilie, Schnittlauch	0,3	0,06	2,2		10,50
1 Schnitte Leinsamenbrot	3,0	1,0	21,0		110,00
Saft aus 2 Orangen und 1 Zitrone	0,77	0,22	13,4		54,40
Nährstoffrelation und Energiegehalt/Tag	13,14	2,33	108,65		522,60/ 2184,46

6. Tag Samstag

Kleiner Trinktag	Eiweiß g	Fett g	Kohlen-hydrate g	Alkohol g	kcal/kj g
Frühstück: 1 Glas Tee, 1 Stück Kurgebäck	3,36	0,4	19,28		100,00
Mittag: Haferschleimsuppe 30 g Apfelkompott 100 g Äpfel und Süßstoff	3,72	1,79	29,2		156,00
Ab 15 Uhr: Männer: 1/2 l Wein Frauen: 1/4 l Wein	0,8 0,4		0,8 0,4	42 21	350,00 175,00
Abend: 1 Eßlöffel geraspelte Möhren, Petersilie, Schnittlauch	0,3	0,06	2,2		10,50
1 Schnitte Leinsamenbrot	3,0	1,0	21,0		110,00
Nährstoffrelation und Energiegehalt/Tag Männer:	11,18	3,25	72,48	42	726,50/ 3041,12
Frauen:	10,78	3,25	72,08	21	551,50/ 2308,57

7. Tag Sonntag

Großer Trinktag	**Eiweiß g**	**Fett g**	**Kohlen-hydrate g**	**Alkohol g**	**kcal/kj g**
Frühstück: 1 Glas Tee, 1 Stück Kurgebäck	3,36	0,4	19,28		100,00
Mittag: Reis (45 g) mit Weinschaumsoße (50 ml Wein)	3,35	0,29	37,96		212,00
Ab 15 Uhr: Männer: 1 l Wein	1,6		1,6	84	700,00
Frauen: 1/2 l Wein	0,8		0,8	42	350,00
Abend: 1 Eßlöffel geraspelte Möhren, Petersilie, Schnittlauch	0,3	0,06	2,2		10,50
1 Schnitte Leinsamenbrot	3,0	1,0	21,0		110,00
Nährstoffrelation und Energiegehalt/Tag Männer:	11,61	1,75	82,04	84	1132,50/ 4740,64
Frauen:	10,81	1,75	81,24	42	782,50/ 3275,54

Durchschnittlicher Nährstoff- und Energiegehalt pro Tag während der Schrothkur

(w = weiblich, m = männlich)

		Eiweiß g	Fett g	Kohlenhydrate g	Alkohol g	kcal/kj
Montag:		11,8	2,4	105,5		508,0/2126,5
Dienstag:	w	10,4	2,5	64,1	21	500,7/2095,9
	m	10,8	2,5	64,5	42	675,7/2828,5
Mittwoch:		11,8	2,4	105,5		508,0/2126,5
Donnerstag:	w	14,4	2,2	107,9	42	873,0/3654,4
	m	15,2	2,2	108,7	84	1223,0/5119,5
Freitag:		13,1	2,3	108,7		522,6/2184,5
Samstag:	w	10,8	3,3	72,1	21	551,5/2308,6
	m	11,2	3,3	72,5	42	726,5/3041,1
Sonntag:	w	10,8	1,75	81,2	42	782,5/3275,5
	m	11,6	1,75	82,0	84	1132,5/4740,6

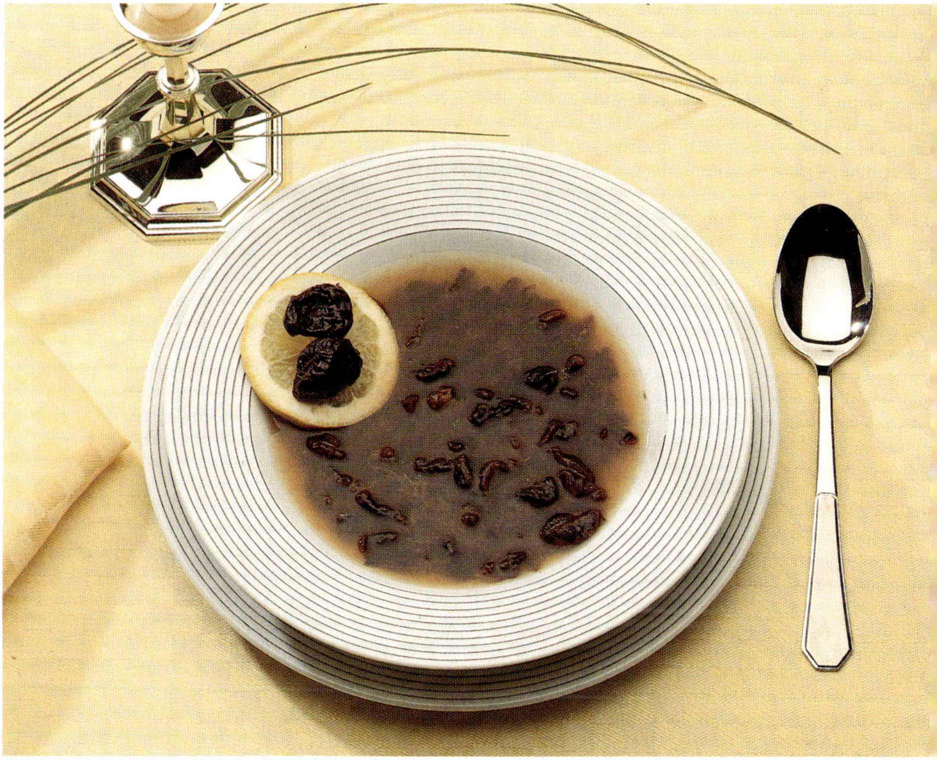

Die Pflaumensuppe am ersten Kurtag

Durch die Salzlosigkeit der Kost ist die Diät nicht besonders schmackhaft. Das hat den Vorteil, daß die Geschmacksnerven in keiner Weise angeregt werden und das Hungergefühl nach spätestens drei Tagen verschwindet.

Die Schrothsche Diät, und das ist eine ganz wichtige Forderung, muß so reizlos wie möglich sein. Die Verdauungsorgane wie Leber, Bauchspeicheldrüse und Magen-Darm-Trakt sollen so wenig wie möglich belastet werden, damit sich der kranke Organismus auf die Selbstheilungskräfte besinnen und den Weg für die Gesundung frei machen kann.

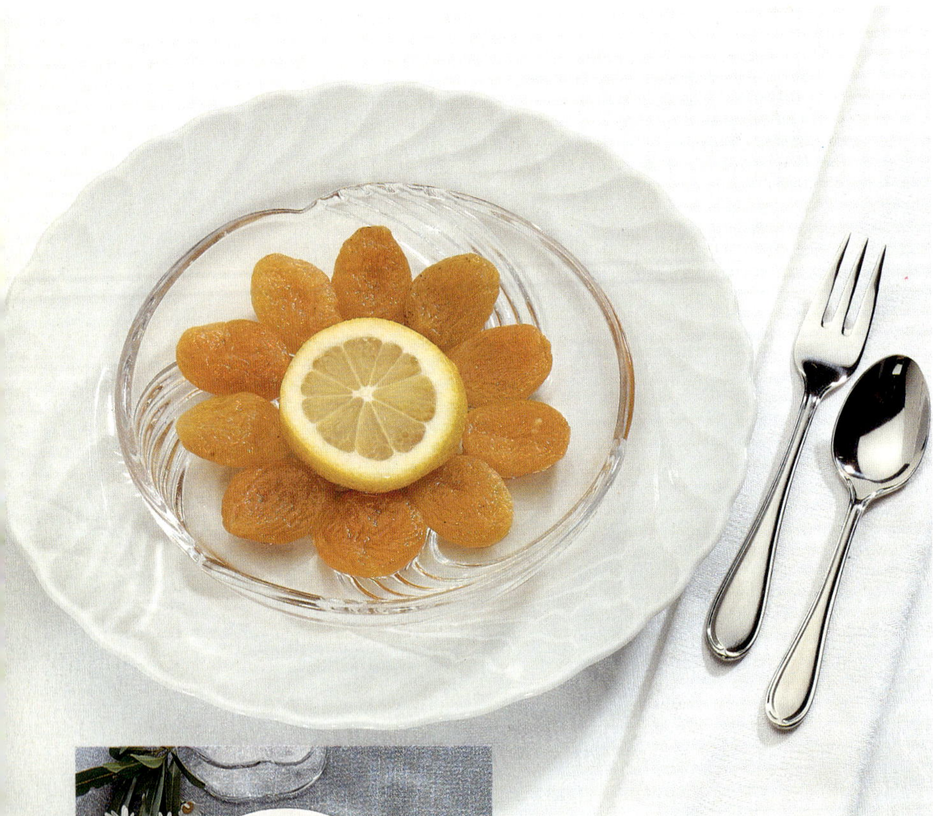

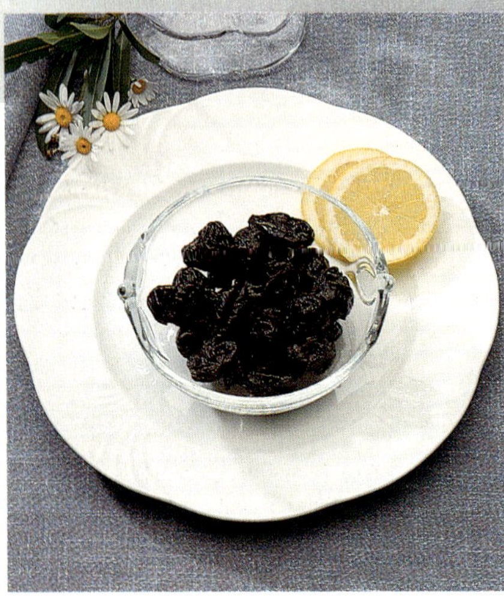

oben:
Eingeweichte Aprikosen am Trockentag

links:
Eingeweichte Pflaumen am Trockentag

rechts:
Weinkraut (ungesalzen) am Trockentag

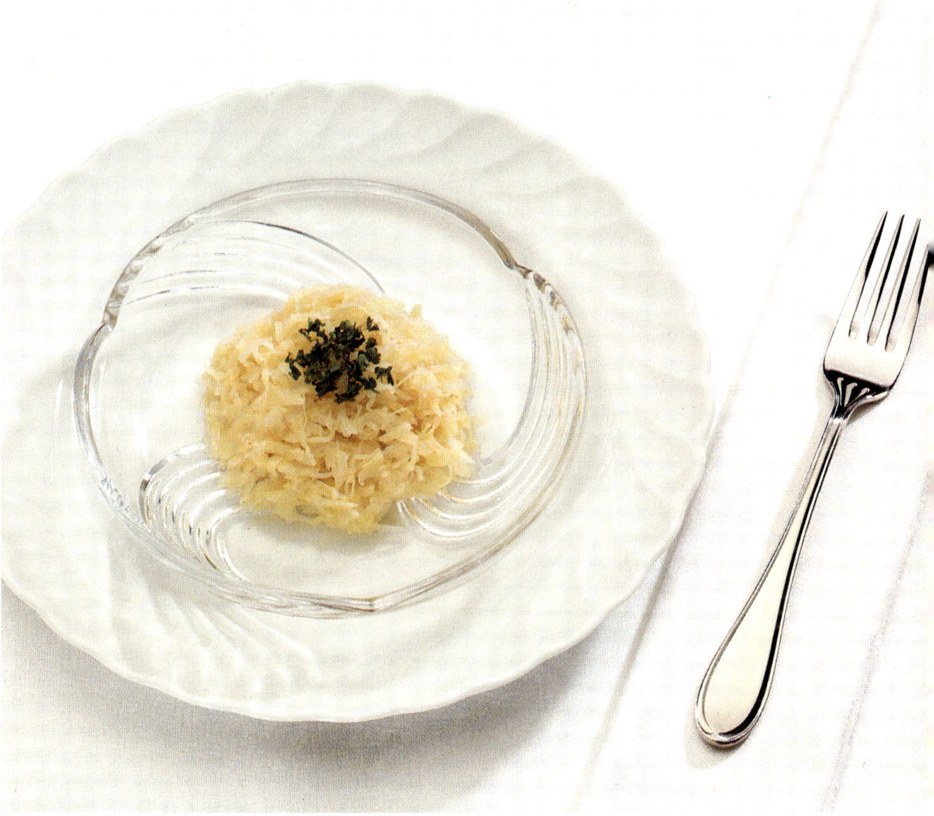

Müsli und zuviel Rohkost während der Kur aber belasten den Darm viel zu sehr. Es kommt zu starken Blähungen. Der stark geblähte Darm drückt das Zwerchfell nach oben. Das auf dem Zwerchfell liegende Herz wird irritiert, und dies führt zu Fehlfunktionen, die durchaus eine Angina pectoris imitieren können. Das Wohlbefinden wird erheblich beeinträchtigt.

Die unterkalorische Ernährung bewirkt die Gewichtsreduktion. Die kohlenhydratreiche Ernährung unterstützt den Entschlackungsprozeß, da Kohlenhydrate im Organismus vollständig, ohne Bildung giftiger Endprodukte, abgebaut werden können. Zur Erläuterung hier der Kreislauf des Kohlenhydrats am Beispiel eines Salatkopfes:

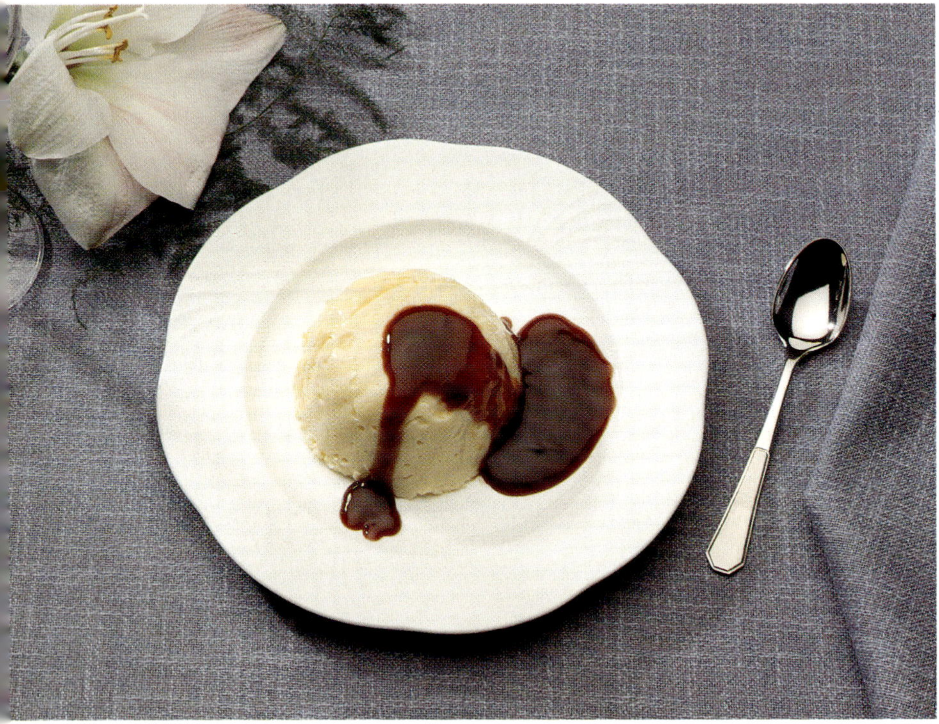

Geschlagener Grieß mit Himbeersirup an Trinktagen

Der Salatkopf bezieht, um wachsen zu können, seine Nährstoffe zum einen aus der Luft (das ist das CO_2, das Kohlendioxid) und zum anderen aus dem Boden (das ist das H_2O, das Wasser). Mit Hilfe dieser beiden Stoffe, CO_2 und H_2O, wird das Kohlenhydratmolekül aufgebaut. Wenn Sie nun diesen Salatkopf essen, dann wird in Ihrem Organismus das Salatblatt bzw. das Kohlenhydratmolekül abgebaut zu CO_2 und H_2O. CO_2 wird mit der Atemluft, H_2O wird über Niere, Lunge und Haut abgegeben.

Jahrzehntelang wurde die Schrothdiät wegen ihrer extremen Eiweißarmut angegriffen. Heute wissen wir, daß das Gesamteiweiß des Übergewichtigen mit 8000 g um 2000 g höher liegt als beim Normalgewichtigen (6000 g). Ein 180 cm großer Mann z. B. hat bei 80 kg Körpergewicht 6 kg Eiweiß. Ein durchschnittlicher Eiweißverlust von etwa 500 g während einer

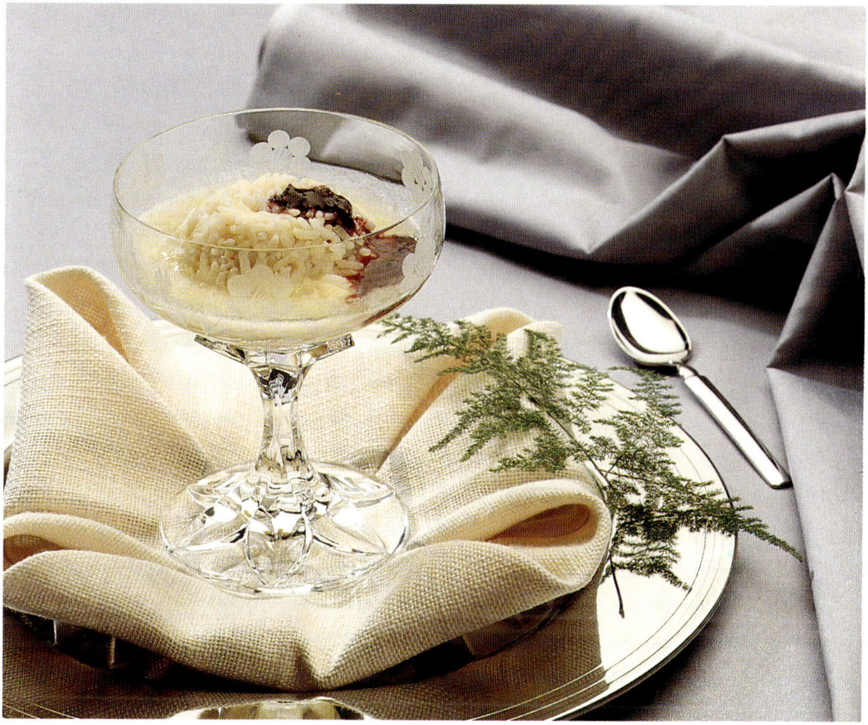

Reis mit Weinschaum an Trinktagen

dreiwöchigen Schrothkur ist völlig ungefährlich. Erst ein Verlust von mehr als 30 Prozent des Gesamteiweißes ist mit dem menschlichen Leben nicht mehr vereinbar.

Das Nahrungseiweiß dient dem Ersatz des durch die verschiedenen biologischen Vorgänge abgebauten Körpereiweißes. Es kann, im Gegensatz zu Kohlenhydraten und Fett, nicht im menschlichen Körper gespeichert werden. Trotzdem besitzt der Übergewichtige einen höheren Anteil an Eiweiß in seinem Organismus als der Normalgewichtige.

Professor Wendt, ehemaliger Ordinarius für Innere Medizin an der Universität in Frankfurt, hat nun herausgefunden, daß das Zuviel an Eiweiß an der Zellmembran abgelagert wird.

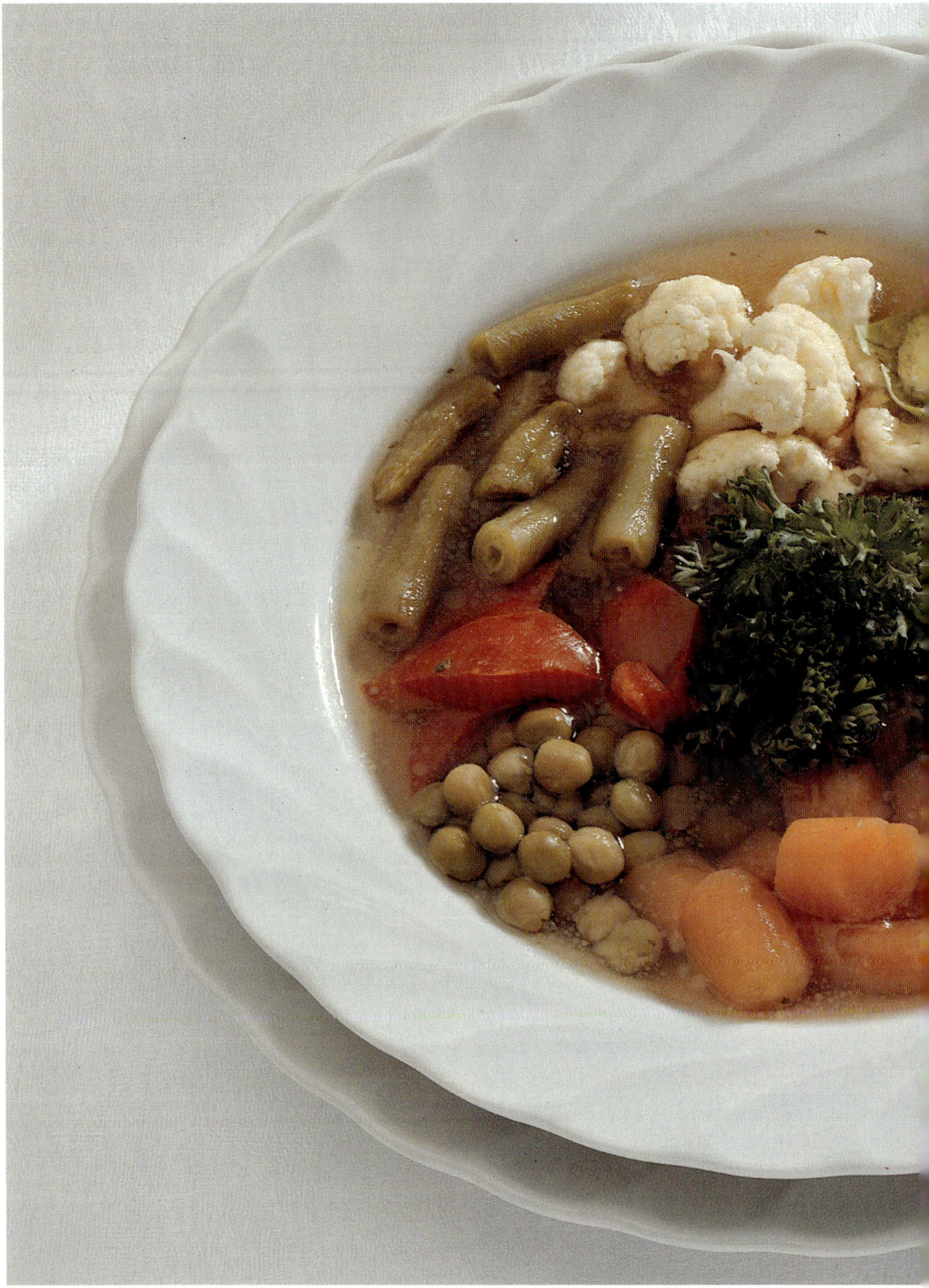

Gemüsesuppe an Trinktagen

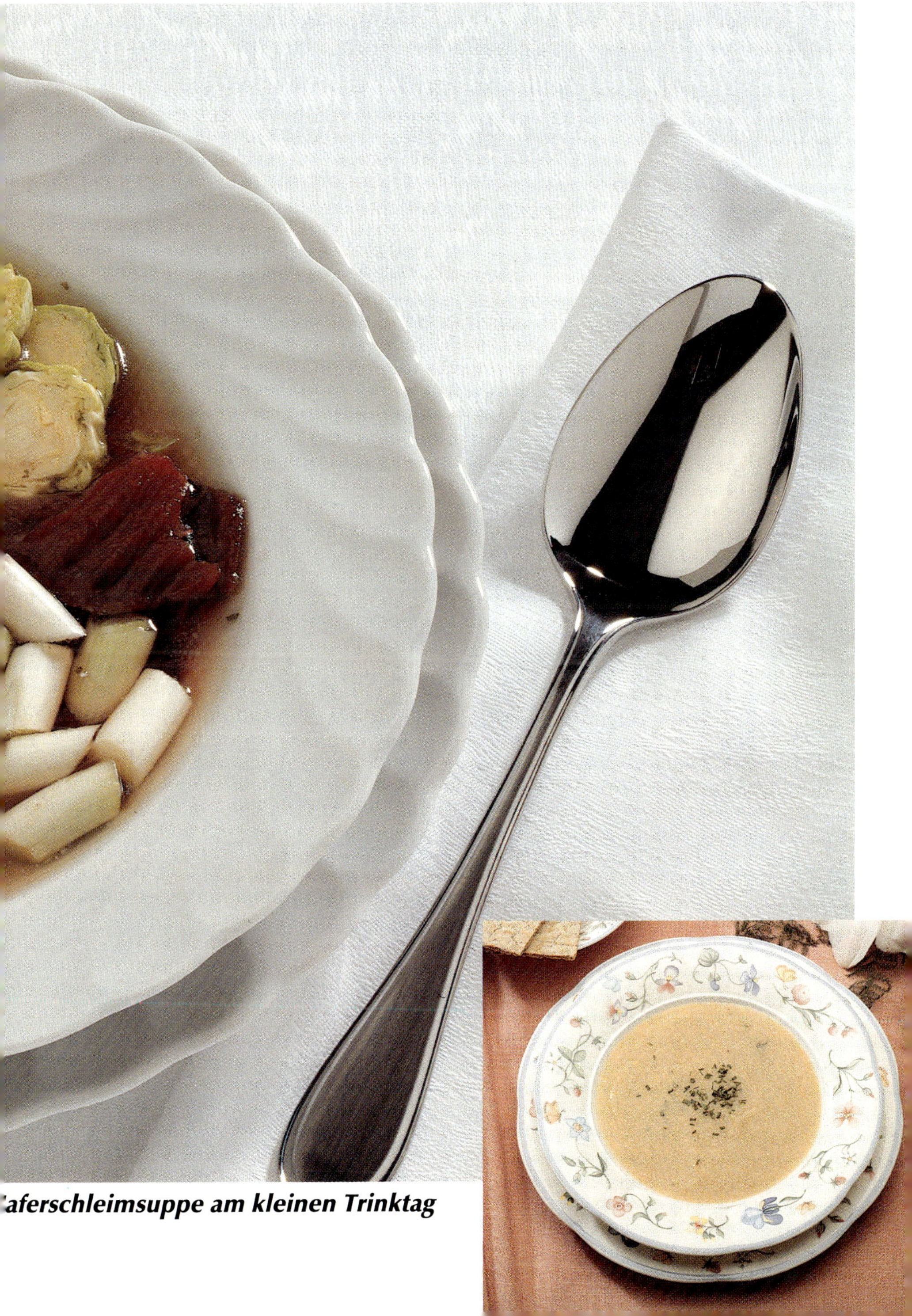

aferschleimsuppe am kleinen Trinktag

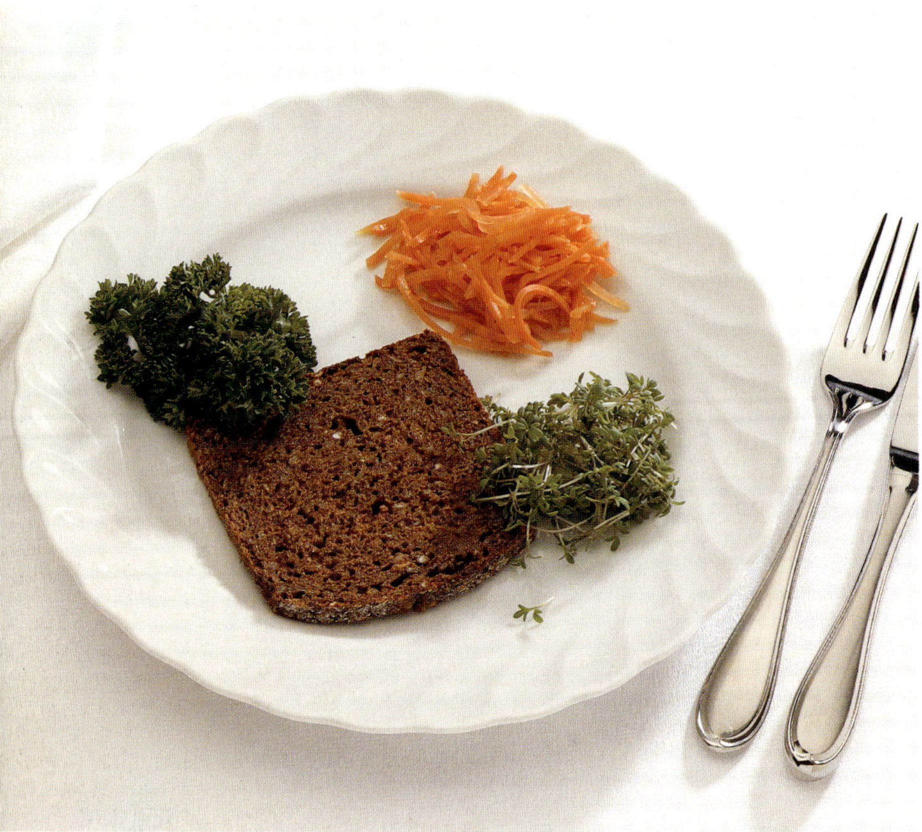

Brot mit geraspelten Möhren, Kresse und Petersilie, abends

Die Zelle ist die kleinste Grundeinheit unseres Körpers. Die Zellmembran ist die äußere Begrenzung der Zelle. Durch diese Zellmembran gelangen die Nährstoffe und der Sauerstoff ins Zellinnere bzw. die Abbauprodukte aus dem Zellinneren in die Blutbahn zurück. Wenn nun die Zellmembran durch die Eiweißüberernährung verdickt ist, so ist sowohl der Transport in die Zelle hinein wie auch aus der Zelle heraus erschwert. Das heißt, die Nährstoffe gelangen nicht mehr optimal in das Zellinnere, damit wird die Zelle auf Dauer unterversorgt, und ebenso können die Abbauprodukte nicht mehr optimal aus dem Zellinneren abtransportiert werden. Der Organismus versucht dies u. a. auch mit einer Erhöhung des Blutdruckes zu kompensieren. So kann die Ursache eines erhöhten Blutdruckes in der Eiweißüberernährung liegen.

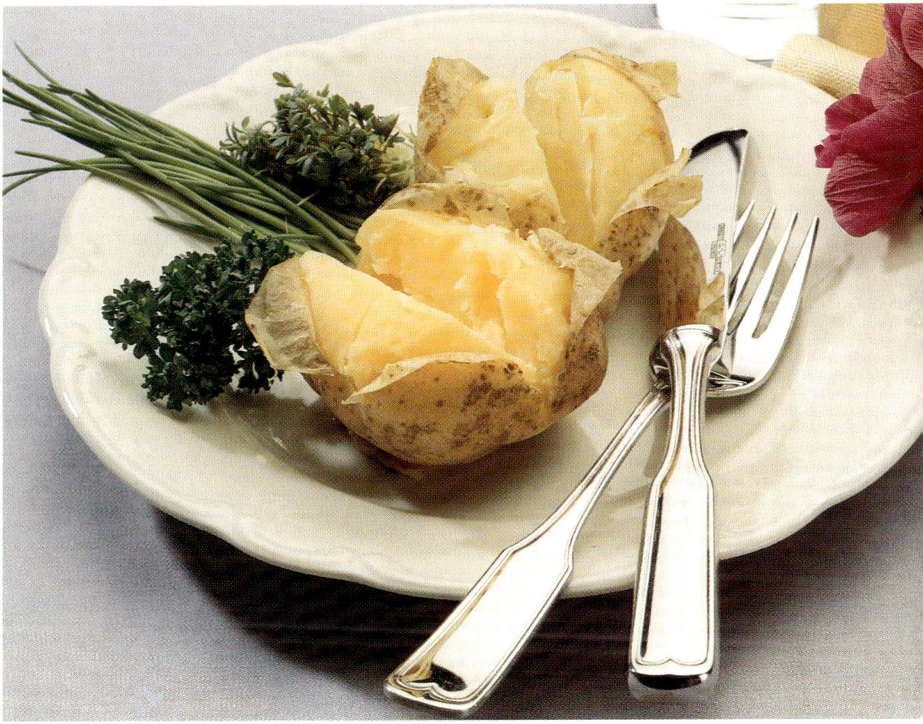

Gekochte Kartoffel mit Kräutern, abends

Das Erfreuliche ist, daß der Körper bei Eiweißfasten in der Lage ist, dieses überschüssige Eiweiß abzubauen und die Zellmembran wieder durchlässiger für die Nährstoffe und die Abbauprodukte wird. Dies ist auch als eine Form der Entschlackung zu sehen.

Früher erkrankten an dieser Eiweißspeicherkrankheit nur Fürsten und Könige, die täglich Fisch, Fleisch, Geflügel und Wild verspeisten, während das Volk nur sonntags sein Fleisch auf dem Tisch hatte. Später waren es zusätzlich die reichen Kaufleute wie die Fugger und die Welser, heute trifft es uns alle, die wir täglich übermäßig Eiweiß zu uns nehmen.

Da die Kost in der Schrothkur völlig frei von tierischen Nahrungsmitteln und damit frei von tierischen Fetten und Cholesterin ist, kommt es zu einer drastischen Senkung des erhöhten Cholesterinspiegels (Ausnahme primäre, familiäre Hypercholesterinämie). Ebenso drastisch sinkt der Neutralfettspiegel (Triglyceridspiegel) im Blut. Wie wichtig diese Senkung des Cholesterin- und des Neutralfettspiegels für viele Menschen ist, läßt sich aus der Tatsache ersehen, daß erhöhte Cholesterin- und Triglyceridspiegel nach wie vor als Hauptrisikofaktoren (neben Rauchen, Bluthochdruck, Diabetes mellitus und genetischer Disposition) bei der Entstehung des Herzinfarkts gelten. Nach wie vor sterben in der Bundesrepublik Deutschland mehr als die Hälfte aller Menschen durch Herz-Kreislauf-Erkrankungen. Von diesen wiederum stirbt die Hälfte durch einen Herzinfarkt oder dessen direkte Folgen. Daraus ersehen Sie, wie wichtig es ist, den Risikofaktoren des Herzinfarkts energisch zu begegnen.

WISSENSWERTES ZUM KURVERLAUF

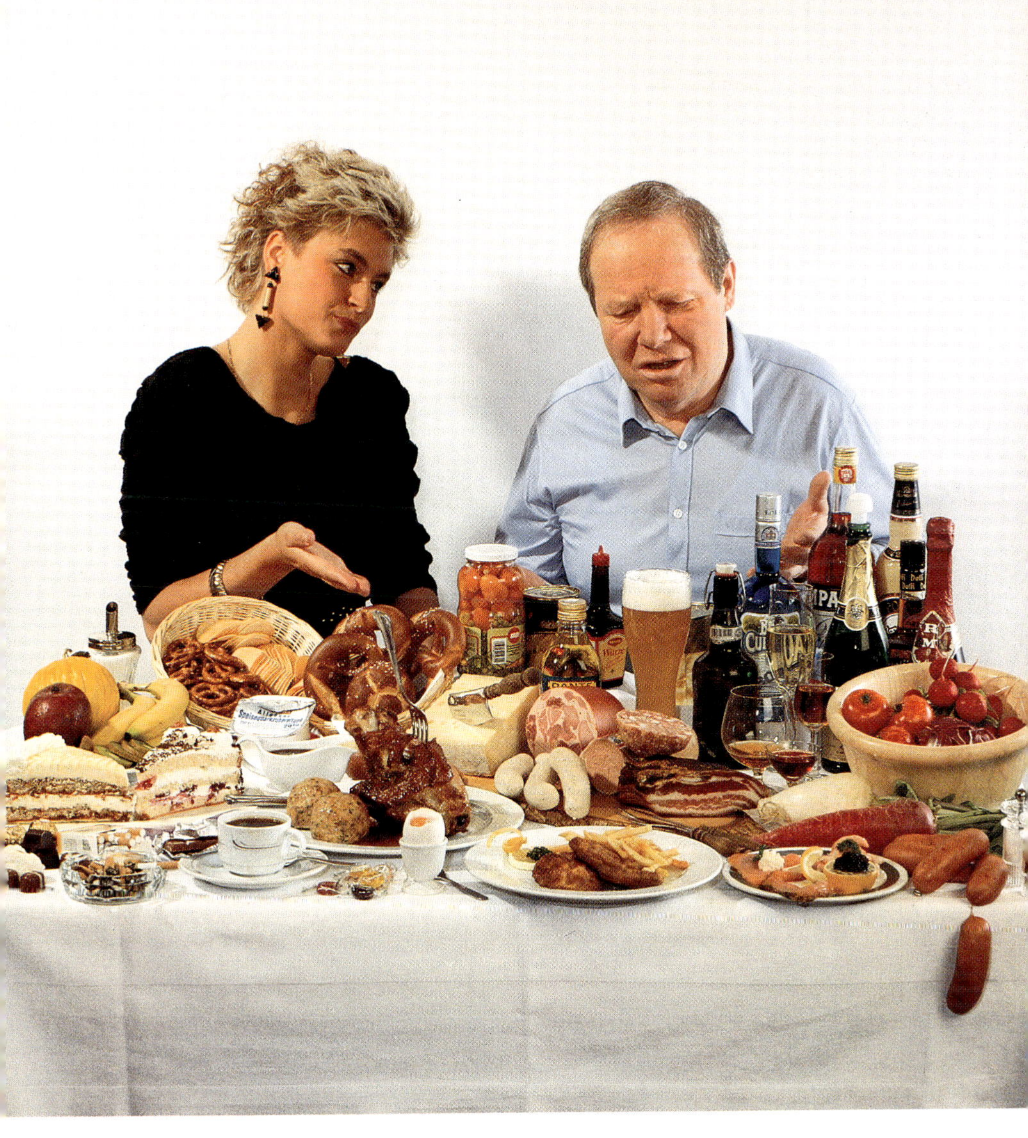

Gewichtsabnahme

Wenn wir uns die Gewichtsabnahme während der Schrothkur betrachten, fällt auf, daß die größte Abnahme in der ersten Woche der Kur stattfindet. Das erklärt sich aus der erheblichen Entwässerung der ersten Tage.

Als Faustregel gilt, daß die Pfunde, die in der ersten Woche abgenommen werden, in der zweiten und dritten Woche zusammen noch einmal abgenommen werden.

Die überschießende Wasserabgabe der ersten Woche wird in der zweiten Woche wieder ausgeglichen. Auch wenn in der zweiten Woche das Gewicht auf der Waage scheinbar stillsteht, geschieht im Innern Ihres Körpers sehr viel. Der Körper baut täglich etwa 200 g Fett ab und lagert zum Ausgleich des Wasserverlustes der ersten Woche 100 bis 200 g Wasser ein.

In der Regel kann man davon ausgehen, daß ein Mann in einer dreiwöchigen Schrothkur etwa 10 Prozent seines Körpergewichtes verliert und eine Frau in derselben Zeit etwa 8 Prozent ihres Körpergewichtes. In den ersten zwei bis drei Tagen werden zuerst die Kohlenhydratspeicher (Glykogenspeicher) abgebaut. Außerdem kommt es in der ersten Woche zum größten Eiweißverlust. Erst wenn der Stoffwechsel sich auf die Fettverbrennung umstellt, und das geschieht um den fünften bis sechsten Tag, geht der Eiweißverlust kontinuierlich zurück, so daß in der dritten Woche der Eiweißverlust nur noch ⅓ des anfänglich abgebauten Eiweißes beträgt.

Aus diesen Gründen heraus ist auch ersichtlich, daß eine »einwöchige Schrothkur« völlig sinnlos ist, denn in dieser Woche verliert der Kurgast viel Wasser, Kohlenhydrate und Eiweiß, also nur fettfreie Körpermasse!

Würde sich der Eiweißverlust der ersten Woche in der zweiten und dritten Woche fortsetzen, wäre eine Fastenkur von mehr als vier Wochen nicht mehr mit dem Leben vereinbar. Die Umstellung des Stoffwechsels auf Fettverbrennung erlaubt aber wesentlich längere Fastenperioden, ohne dem Kurgast zu schaden.

Die erste Schrothwoche bringt die Entlastung des Herz-Kreislauf- und des Verdauungsapparates, die zweite Schrothwoche bringt durch die Umstellung des Organismus und des vegetativen Nervensystems die Regeneration, die dritte Schrothwoche bringt die Stabilisierung des Erfolges.

Medikamente

Es gibt Medikamente, die auch während der Kur genommen werden müssen, und andere, die man reduzieren oder ganz weglassen kann. Blutdrucksenkende Mittel dürfen erst nach Rücksprache mit dem Arzt reduziert oder weggelassen werden. Gerade in den ersten Tagen liegt der Blutdruck durch die Umstellung, wie veränderte Höhenlage, anderes Klima und ungewohnte Kost, über dem zu Hause gemessenen Wert.

Medikamente, die zur Unterstützung des Herzens eingenommen werden, dürfen nur nach Anweisung des Arztes reduziert oder weggelassen werden.

Schilddrüsen- und Hormonpräparate werden in der Regel weiter verordnet.

Entwässerungsmittel sind sofort abzusetzen, da die Kur an sich ja stark entwässernd wirkt.

Blutzuckersenkende Mittel können nur unter Kontrolle des Blutzuckerspiegels reduziert oder abgesetzt werden. Psychopharmaka dürfen nur nach Anweisung des Arztes reduziert werden. Abführmittel können entweder ganz weggelassen oder bei hartnäckiger Verstopfung stark reduziert eingenommen werden. Es ist in jedem Falle günstiger, zunächst einen Versuch mit Glyzerinzäpfchen oder mit Mikroklistieren zu unternehmen, da damit weder die Darmflora noch die Darmmotorik beeinflußt werden. Harnsäuresenkende Medikamente müssen ebenfalls während der Kur weiter eingenommen werden, da die Harnsäure aufgrund der Umstellung auf Fettverbrennung bei jeder Reduktionskost ansteigt.

Grundsätzlich läßt sich sagen: Setzen Sie Ihre Medikamente niemals eigenmächtig ab, sondern fragen Sie Ihren Kurarzt, welche Medikamente weiter eingenommen werden müssen und welche Sie absetzen dürfen.

Genußgifte

Während der Kur sollte man sehr bewußt auf Kaffee und Nikotin verzichten. Der Kaffee hat zudem noch den Nachteil, daß er hungrig machen kann. Der Blutdruck wird zwar durch Kaffee kurzfristig angehoben, sinkt aber dann unter den Ausgangswert; im Gegensatz zum Tee, der den Blutdruck längerfristig ansteigen läßt. Es ist auch immer wieder wertvoll, wenn man sich selbst beweisen kann, daß man durchaus in der Lage ist, Verzicht zu üben. Ganz abgesehen davon, daß es Ihrem Körper sicher auch zugute kommt, wenigstens drei Wochen auf jegliches Genußgift – auch auf das Nikotin – zu verzichten.

Diätänderungen

Natürlich muß der Arzt die Möglichkeit haben, unterschiedlichste Erkrankungen auch individuell behandeln zu können. Es liegt beispielsweise auf der Hand, daß ein übergewichtiger Kurgast mit dem Kurgebäck sparsamer umgehen sollte als ein normal- oder ein untergewichtiger. Bei untergewichtigen Kurgästen kann Zusatzkost in Form von Haferschleim mit Honig, reichlich Kurgebäck mit Honig und getrockneten Pflaumen und Aprikosen verabreicht werden. Kurgäste mit Magengeschwüren oder Magenschleimhautentzündungen sollten morgens nach der Packung wegen der beruhigenden Wirkung auf die Magenschleimhaut einen Haferschleim bekommen.

Kurgäste mit schweren Leberschäden, ältere Personen über 70 Jahren oder Jugendliche bekommen abends eine Portion Magerquark (100 g), damit kein körpereigenes Eiweiß, z. B. aus der Leber, abgebaut wird. Selbstverständlich wird, wie auch schon vorher erwähnt, bei Leberschäden kein Alkohol verordnet.

Kurgäste mit Diabetes mellitus erhalten an Stelle der Pflaumensuppe, der eingeweichten Pflaumen und Aprikosen, die extrem zuckerhaltig sind, Weinkraut, Salat oder Gemüse. Eine regelmäßige Kontrolle des Blutzuckerspiegels ist dringend notwendig, um die Tabletteneinnahme der Diät anzupassen.

Wenn die Karotten abends roh nicht vertragen werden, können sie gekocht verabreicht oder durch Haferschleimsuppe ersetzt werden.

Das Kurgebäck

Unter Kurgebäck verstehen wir altbackene Semmeln, Knäckebrot, Leinsamenbrot, salzarmes Vollkornbrot und speziell für die Schrothkur gebackenen Zwieback. Wenn Sie wandern gehen, nehmen Sie sich immer ein

Stück Kurgebäck mit auf den Weg, denn das Kurgebäck, das Ihnen in den Cafés, Restaurants oder Gasthöfen angeboten wird, ist in den seltensten Fällen kurgerecht. Meist ist es mit Käse überbacken, d. h., Sie nehmen Salz, Fett und tierisches Eiweiß zu sich. Damit wird zum einen die Entschlackung und zum anderen die Stoffwechselumstellung empfindlich gestört. Außerdem regt es die Speicheldrüsen an, und Sie bekommen wieder Hunger. Im übrigen können Sie in den ersten zwei bis drei Tagen, wenn Sie Hunger verspüren, immer wieder eine trockene, altbackene Semmel zu sich nehmen, dann fällt Ihnen die Umstellung nicht so schwer.

Kurkrisen

Da in der Schrothkur im wahrsten Sinne des Wortes das Unterste zuoberst gekehrt wird, können sich längst vergessene Verletzungen und Erkrankungen wieder bemerkbar machen, z. B. ein alter Bänderriß im Kniegelenk! Erkrankungen, die latent vorhanden sind, können zum Ausbruch kommen und damit auch zur Besserung oder Heilung gebracht werden (z. B. chronische Entzündungsherde).

Auch können Erkrankungen, die sich bisher jeder Diagnostik entzogen haben, während der Kur akut und so endlich erkannt werden.

»Die Schrothkur ist also nicht nur Therapie, sie kann auch Diagnostik sein.«

Da bei der Schrothkur sowohl der Blutdruck als auch der Blutzuckerspiegel aufgrund der unterkalorischen Ernährung abfallen, wird es in der Kur immer wieder Tage geben, an denen Sie sich schlapp, müde und lustlos fühlen. Ein Glas Schwarztee mit Honig und ein Ruhetag können hier in vielen Fällen Abhilfe schaffen.

In diesem Zusammenhang darf ich nochmals darauf hinweisen, daß der Trockentag »Ruhetag« sein muß.

Wir kennen zwei vegetative Nervensysteme: das parasympathische (vagotone) System und das sympathische System.

Das parasympathische Nervensystem ist das Nervensystem der Ruhe: Es verlangsamt die Herztätigkeit, setzt den Blutdruck herab, wirkt gefäßerweiternd, hemmt die Atmung, wirkt blutzuckersenkend und regt die Verdauung (Darmperistaltik) an. Sein Gegenspieler, das sympathische System, äußert sich in erhöhter Aktivität, einer Steigerung der Herztätigkeit, Erhöhung des Blutdrucks, wirkt gefäßverengend, erhöht den Blutzucker und hemmt die Aktivität der Drüsen des Magen-Darm-Traktes.

Das sympathische und das parasympathische System befinden sich in einem ständigen Wechselspiel.

Durch unsere Umweltsituation, sei es im Beruf, sei es in der Familie, ja sogar auch in der Freizeit, spielt meist das sympathische System die führende Rolle, d. h., das vegetative Nervensystem ist angespannt, erregt. Durch die Schrothkur, und zwar besonders am Trockentag, der gleichzeitig Ruhetag ist, stellt sich das vegetative Nervensystem auf das parasympathische System um, und der Kurgast wird ruhig und entspannt.

Stuhlgang

Die Pflaumensuppe, die der Kurgast am ersten Kurtag zum Mittagessen bekommt (Ausnahme: Diabetiker), hat durch den reichen Gehalt an Quellstoffen abführende Wirkung, die gleiche Wirkung haben eingeweichte Pflaumen und Aprikosen. Bei Kurgästen, die unter Verstopfung leiden, kann die Wirkung u. U. nicht intensiv genug sein und etwas länger auf sich warten lassen.

Grundsätzlich ist zu sagen, daß es genauso normal ist, dreimal am Tag Stuhlgang zu haben wie auch nur an jedem dritten Tag.

Während der Kur kann es durchaus normal sein, nur jeden dritten oder vierten Tag Stuhlgang zu haben.

Vor drastischen Abführmethoden muß dringend gewarnt werden, da es im Zusammenhang damit sehr schnell zu einem Kreislaufkollaps kommen kann.

Versuchen Sie bei Stuhlverstopfung, zunächst mit Glyzerinzäpfchen oder einem Mikroklistier auszukommen, denn dabei wird die Darmflora in keiner Weise beeinträchtigt. Erst wenn diese Maßnahmen nicht zum Erfolg führen, nehmen Sie ein mildes, pflanzliches Abführmittel. Auch pflanzliche Abführmittel, z. B. Sennisblätter, führen über eine Reizung des Darms zu unerwünschtem zusätzlichen Wasser- und Kaliumverlust.

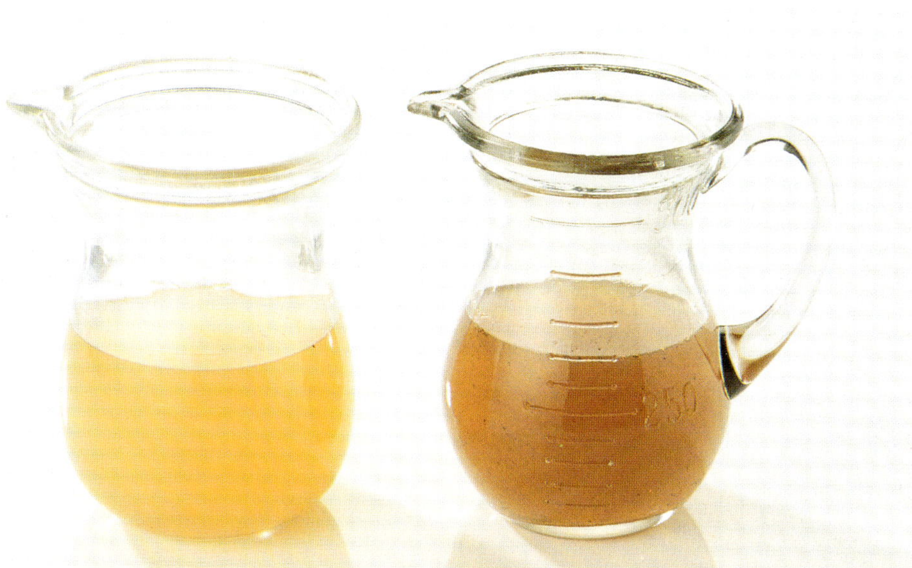

Typisch getrübter Urin während der Schrothkur (rechts), sichtbares Zeichen der Entschlackung, neben normalem Urin (links)

Urinmenge

Auch die anfänglich noch reichliche Urinmenge nimmt nach den ersten Tagen drastisch ab, wenn der akute Entwässerungsprozeß abgeschlossen ist. Viele Kurgäste glauben, daß genau die Menge, die man getrunken hat, auch wieder über die Nieren ausgeschieden wird. Sie vergessen dabei, daß morgens in der Packung reichlich Wasser über die Haut abgegeben wird und außerdem über die Lunge täglich ½ l Wasser abgeatmet wird. Es ist also völlig normal, daß die Urinmenge während der Kur, und besonders an Trockentagen, sehr gering wird. Wichtigste Kontrolle, ob Wasser eingelagert wird oder nicht, ist dabei die Gewichtskontrolle. Solange Sie Gewicht verlieren, wird mit Sicherheit kein Wasser eingelagert. Der Urin wird sehr dunkel (das liegt an der hohen Konzentration; pH-Wert) und auch sehr trüb, so daß er frisch gepreßtem Orangensaft sehr ähnlich sieht. Die Trübung beruht auf der Ausscheidung von harnsauren Salzen, vom Volksmund als Ziegelmehl bezeichnet.

Der trübe Urin ist das sichtbare Zeichen des Entschlackungsprozesses.

Hautausschlag

Weil die Haut ein zusätzliches Ausscheidungsorgan ist, wird ein Teil der Stoffwechselschlacken über die Haut ausgeschieden. Dadurch kommt es gelegentlich zu teilweise juckenden Hautausschlägen. Diesen Vorgang kann man als im weitesten Sinne allergische Reaktion auf körpereigene Schlackstoffe verstehen. Bei der Behandlung des juckenden Hautausschlages haben sich Kalziumbrausetabletten bewährt.

Es handelt sich bei diesem Ausschlag nicht, wie so häufig behauptet wird, um einen Kalziummangel – das Kalzium hat sich als eine geeignete Behandlungsform bewährt. Wenn der Hautausschlag nicht juckt, ist in der Regel medikamentöse Behandlung unnötig.

DIE BEDEUTUNG DER AUFBAUTAGE

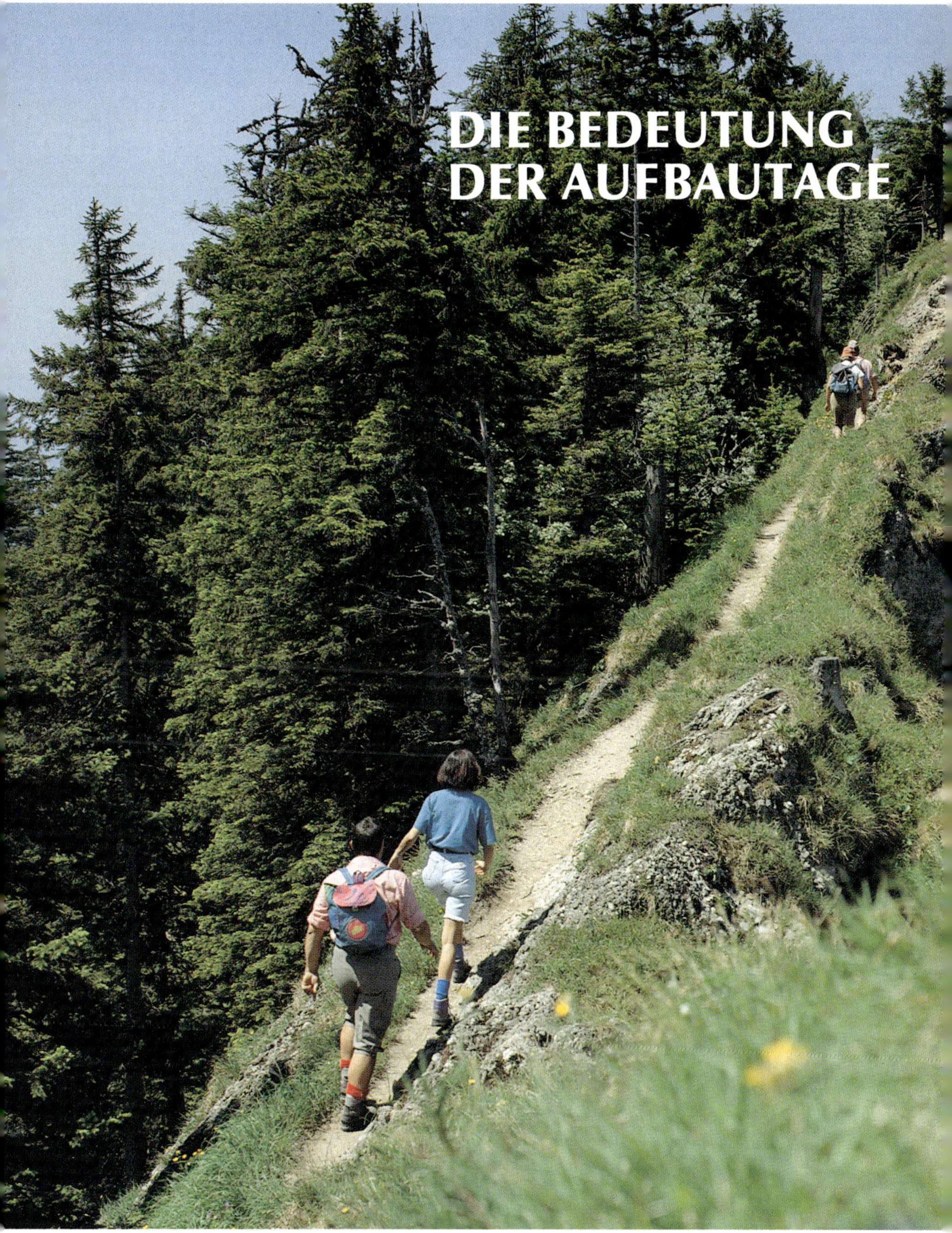

Behutsames Ende des Fastens

Die Aufbautage sind für den Erfolg der Schrothkur von größter Wichtigkeit. Bei unsachgemäßer Durchführung kann der gesamte Kurerfolg in Frage gestellt werden. Er muß sehr behutsam erfolgen, da dem Körper in den letzten drei Wochen weder tierisches Fett noch tierisches Eiweiß noch Salz zugeführt wurden. Bei einem plötzlichen Überangebot an Fett, Eiweiß und Salz wird der Stoffwechsel überfordert. Als Folge kann es zu Komplikationen im Magen-Darm-Trakt in Form von Blähungen, Durchfällen und kolikartigen Schmerzen oder aber auch zu Komplikationen des Herz-Kreislauf-Systems in Form von Schwindel, Kreislaufstörungen und erheblichen Herzbeschwerden kommen.

Außerdem ist es ganz wichtig, die Genügsamkeit, die der Organismus in der Schrothkur erlernt hat, möglichst in den Alltag hinüberzuretten. Es ist manchmal erschreckend, mitzuerleben, wie sich manche Kurgäste nach der Kur mit sämtlichen Spezialitäten, die der Kurort zu bieten hat, vollstopfen und alle guten Vorsätze vergessen. Ich kann nur eindringlich davor warnen, nach einer Gewichtsreduktion in kürzester Zeit auf sein ursprüngliches Gewicht und noch darüber hinaus zuzunehmen. Diese raschen Gewichtsschwankungen haben sich als äußerst schädlich für den menschlichen Körper erwiesen.

Es ist sicher zweckmäßig, den Aufbau bzw. das Fastenbrechen, wie es auch bezeichnet werden kann, im Kurheim oder Kurhotel sachgerecht durchzuführen. Nach einer dreiwöchigen Schrothkur werden in der Regel zwei Aufbautage verabreicht, nach einer vierwöchigen Schrothkur ist die Durchführung von drei Aufbautagen im Kurhotel zweckmäßig. Auch nach diesen Aufbautagen ist für die nächste Woche Vorsicht geboten, d. h., schwer verdauliche Speisen wie Pilzgerichte, Hülsenfrüchte, fette Braten, fette Wurst oder auch fetter Käse sind zu meiden.

Erster Aufbautag

Am ersten Aufbautag bekommen Sie zum Mittagessen eine Aufbausuppe, die aus Kalbsknochenbrühe, etwas Kalbfleisch, Gemüse und Haferflocken besteht. Diese Suppe darf schon ein wenig gesalzen sein, doch ist Vorsicht geboten, da normale Salzmengen für einen Schrothkurgast im Aufbau schon oft zu salzig sind.

Wenn Sie diese Suppe gut vertragen haben, gibt es am Abend Quark mit Kräutern und Pellkartoffeln. Zu den Pellkartoffeln kann man 10 g Butter dazugeben, bei besonders empfindlichen Personen ist es manchmal besser, auf jeglichen Fettzusatz zu verzichten.

Zweiter Aufbautag

Am zweiten Aufbautag dürfen Sie Ihr erstes Frühstück, bestehend aus Tee, einer Vollkornsemmel, 20 g Butter oder Diätmargarine mit besonders hohem Anteil an hoch ungesättigten Fettsäuren (z. B. Becel), Quark, Honig und Marmelade, genießen. Um Ihnen eine gewisse Vorstellung über die Kalorienanzahl dieses Frühstücks zu vermitteln, darf ich aufzählen:

1 Vollkornsemmel, 120 kcal,
20 g Butter/Becel, 140 kcal,
20 g Marmelade, 30 kcal,
20 g Honig, 70 kcal,
100 g Magerquark, etwa 85 kcal.

Sie ersehen daraus, daß ein durchaus sparsames Frühstück bereits zwischen 300 und 350 kcal hat. Zum Mittagessen haben Sie die Wahl zwischen Forelle blau mit zerlassener Butter/Becel, Kartoffeln und Salat oder Hühnerfrikassee mit Reis und Salat oder Kalbsfrikassee mit Reis und Salat. Diese Gerichte haben zwischen 440 und 500 kcal.

Zum Abendessen des zweiten Aufbautages werden meist Brot, Butter und magerer Schinken gegeben. Eine Scheibe Vollkornbrot hat 120 kcal, 20 g Butter, wie erwähnt, 140 kcal, der magere Schinken (100 g) etwa 300 kcal.

Wenn Sie nun die Kalorien des zweiten Aufbautages zusammenzählen, kommen Sie sehr schnell auf über 1000 kcal an diesem Tag. Diese Kalorienmenge ist schon an der oberen Grenze dessen, was einem Kurgast nach dreiwöchigem Fasten zugemutet werden darf.

Das hat folgenden Grund: Bei sehr vielen Kurgästen, und das gilt speziell für die weiblichen, sinkt der Grundumsatz während der Schrothkur von etwa 1400 bis 1600 kcal auf bis zu 600 kcal pro Tag, d. h., der Organismus hat seinen Kalorienverbrauch in dieser Zeit erheblich gedrosselt. Wenn Sie nun Ihrem Organismus in den ersten Tagen mehr als 1000 Kalorien zuführen, dann ist der Grundumsatz noch nicht wieder auf seinen üblichen Normwert angestiegen, so daß Sie sehr schnell zunehmen werden.

Aus diesem Grund ist dringend zu raten, in den ersten 8 bis 14 Tagen nicht mehr als täglich etwa 1000 Kalorien zu sich zu nehmen, denn in dieser Zeit wird sich der Grundumsatz täglich erhöhen und wieder auf seinen Normwert zurückfinden.

Es gibt eine Formel, nach der Sie sich richten können: Nehmen Sie Ihr Sollgewicht (Körpergröße minus Hundert in Kilogramm), und multiplizieren Sie dieses Sollgewicht mit der Zahl 30, dann erhalten Sie die Kalorienzahl, die Sie benötigen, um entweder langsam Ihr Gewicht zu reduzieren oder aber um Ihr Sollgewicht zu halten. Ich darf Ihnen ein praktisches Beispiel nennen: Bei einer Größe von 160 cm liegt das Sollgewicht bei 60 kg. Multiplizieren Sie diese 60 kg mit der Zahl 30, dann erhalten Sie die Zahl 1800, d. h., bei 1800 Kalorien werden Sie Ihre 60 kg halten oder aber, wenn Ihr Gewicht über 60 kg liegt, sehr langsam abnehmen.

Vorsicht geboten ist auch mit den Getränken im Aufbau. Trinken Sie, wie Sie es während der Schrothkur auch praktizieren sollten, schlückchenweise in kleinen Mengen Wasser, Tee oder auch etwas Wein. Große Trinkmengen sollten Sie meiden, um Ihren Organismus nicht mit zuviel Flüssigkeit zu überschwemmen. Dasselbe gilt auch für den Salzverzehr. Zwar braucht der menschliche Körper 2,75 g Salz täglich, um seine Körperfunktionen aufrechtzuerhalten, doch wird bereits ein gewisses Übermaß an Kochsalz den Blutdruck wieder ansteigen lassen, und das Wasser wird wieder vermehrt im Organismus gebunden. Da Sie nach der Kur sehr empfindlich auf Salz reagieren, wird es Ihnen nicht schwerfallen, den Salzverbrauch auf ein gesundes Maß zu reduzieren.

Immer wieder werde ich von Kurgästen gefragt, ob es sinnvoll sei, nach der Schrothkur vermehrt Eiweiß zu sich zu nehmen. Dies wäre ein großer Fehler, denn, wie ich Ihnen an anderer Stelle schon erzählt habe, haben die meisten Übergewichtigen auch zuviel Eiweiß im Organismus. Der Normalgewichtige hat 6000 g Eiweiß und der Übergewichtige bis zu 8000 g Eiweiß im Organismus. Dieses überschüssige Eiweiß wird an den Kapillarwänden abgelagert, verdickt diese und erschwert somit den Übertritt der Nährstoffe aus den Blutgefäßen in die Zellen und umgekehrt auch den Transport der Stoffwechselendprodukte aus den Zellen in die Blutgefäße. Durch die Schrothkur wird das überschüssige Eiweiß in den verdickten Kapillarwänden abgebaut, und es wäre ein Unding, nun sofort wieder Eiweiß einzulagern.

Um mich ganz klar auszudrücken: Eiweiß ist lebensnotwendig, ohne Eiweiß gibt es kein Leben, nur müssen wir den Eiweißverbrauch auf 50 bis 70 g täglich reduzieren.

Lassen Sie mich Ihnen noch ein paar goldene Regeln für Ihr zukünftiges Eßverhalten mit auf den Weg geben:

■ Essen Sie zu Hause immer nur an einem bestimmten Platz. Das hat den Vorteil, daß Sie bewußt essen und nicht so eben im Vorbeigehen einen Apfel, ein Stück Brot oder ein Stück Schokolade naschen. Der Zweck dieses Platzes ist, daß Sie in dem Moment, in dem Sie sich hinsetzen, auch bewußt Ihr Essen zu sich nehmen.

■ Nehmen Sie kleine Teller und benützen Sie kleines Besteck. Dadurch werden Ihre Portionen kleiner und Ihre Bissen, die Sie zu Munde führen, ebenfalls. Lassen Sie sich Zeit beim Essen, denn dann wird auch das Sättigungsgefühl wesentlich früher eintreten.

■ Nehmen Sie eine möglichst ausgewogene Nahrung zu sich: Sie sollten 55 Prozent in Form von Kohlenhydraten (z. B. Reis, Kartoffeln, Brot, Nudeln, Gemüse, Salate, Obst), 15 Prozent Eiweiß (tierisches Eiweiß wie Fisch, Fleisch, Milchprodukte und pflanzliches Eiweiß wie Kartoffeln, Hülsenfrüchte, Sojaprodukte, Getreide) und 30 Prozent Fett verzehren. Bedenken Sie dabei, daß Kohlenhydrate und Eiweiß pro Gramm je 4 Kalorien und Fett pro Gramm 9 Kalorien enthalten.

■ Nehmen Sie so wenig Zucker wie möglich, bevorzugen Sie zum Süßen Honig. Bedenken Sie dabei aber, daß Honig sehr kalorienhaltig ist. Wenn Sie auf Ihre Kalorien achten müssen, eignet sich Zuckerersatzstoff zum Süßen Ihrer Süßspeisen, Ihres Tees oder Kaffees.

■ Achten Sie auf versteckte Fette. Bedenken Sie, daß z. B. ein Schweinekotelett pro 100 g 341 kcal enthält, Schweinefilet pro 100 g aber nur 168 kcal. Bevorzugen Sie magere Wurstsorten, mageren Käse und Magerquark. Sichtbares Fett sollten Sie immer wegschneiden, denn, wie gesagt, 1 g Fett entspricht 9 kcal.

■ Meiden Sie Nahrungsmittel mit einem zu hohen Cholesteringehalt wie Innereien (Hirn, Bries, Leber, Niere – Zunge und Herz gehören nur bedingt zu den Innereien, da es sich dabei im wesentlichen um Muskelgewebe handelt). 100 g Kalbshirn enthalten 3000 mg Cholesterin, 100 g Leber

1000 mg Cholesterin. Ein Patient, der einen zu hohen Cholesterinspiegel hat, sollte nie mehr als 250 bis 300 mg Cholesterin zu sich nehmen. Diese Menge ist bereits in einem einzigen Eidotter enthalten.

■ Decken Sie Ihren täglichen Eiweißbedarf sowohl mit tierischem als auch mit pflanzlichem Eiweiß, da damit die biologische Wertigkeit deutlich gesteigert wird. Wenn wir biologisch hochwertiges Eiweiß zu uns nehmen, brauchen wir weniger Eiweiß, um den täglichen Bedarf zu decken.

■ Legen Sie jede Woche mindestens einen vegetarischen Tag ein, an dem Sie keinerlei tierische Produkte zu sich nehmen. Damit reduzieren Sie zum einen Ihre Eiweißzufuhr, zum anderen auch Ihre Cholesterinzufuhr, denn pflanzliche Nahrung enthält kein Cholesterin, tierische Nahrung jedoch immer.

■ Nehmen Sie vor Ihrer Hauptmahlzeit immer einen Rohkostteller zu sich, denn

1. wird damit ein erstes Sättigungsgefühl hergestellt,
2. wird der Vitaminhaushalt damit ausreichend versorgt, und
3. sorgen die darin reichlich enthaltenen Ballaststoffe für Ihren regelmäßigen Stuhlgang.

■ Gehen Sie sparsam mit Salz um, bedenken Sie, daß alle Fertigprodukte wie Wurst, Käse und Brot bereits ausreichend Salz enthalten. Mehr als 5 g Salz pro Tag sollten Sie nicht zu sich nehmen.

■ Nehmen Sie ausreichend Flüssigkeit in Form von Wasser, Tee, frischen Säften, in sparsamen Mengen auch Kaffee, zu sich. Bei gesunder Leber ist auch ein Gläschen Wein nicht verboten. Vermeiden Sie aber süßen Sprudel, Limonaden und Colagetränke.

■ Kontrollieren Sie Ihr Gewicht nach der Schrothkur regelmäßig. Scheuen Sie sich nicht, sich jeden Tag auf die Waage zu stellen. Ihr Gewicht unterliegt in der Regel einem gewissen Biorhythmus, d. h., Sie werden an manchen Tagen, obwohl Sie sich keine Ernährungsfehler vorzuwerfen haben, Gewichtszunahmen zwischen 1 und 2 kg feststellen. Das kann u. U. mit einer stärkeren Wasserbindung im Körper, die bei Frauen oft auch hormonell gesteuert wird, zusammenhängen. Diese 1 bis 2 kg nehmen Sie, wenn Sie sich an diese Grundsätze halten, auch wieder rasch ab.

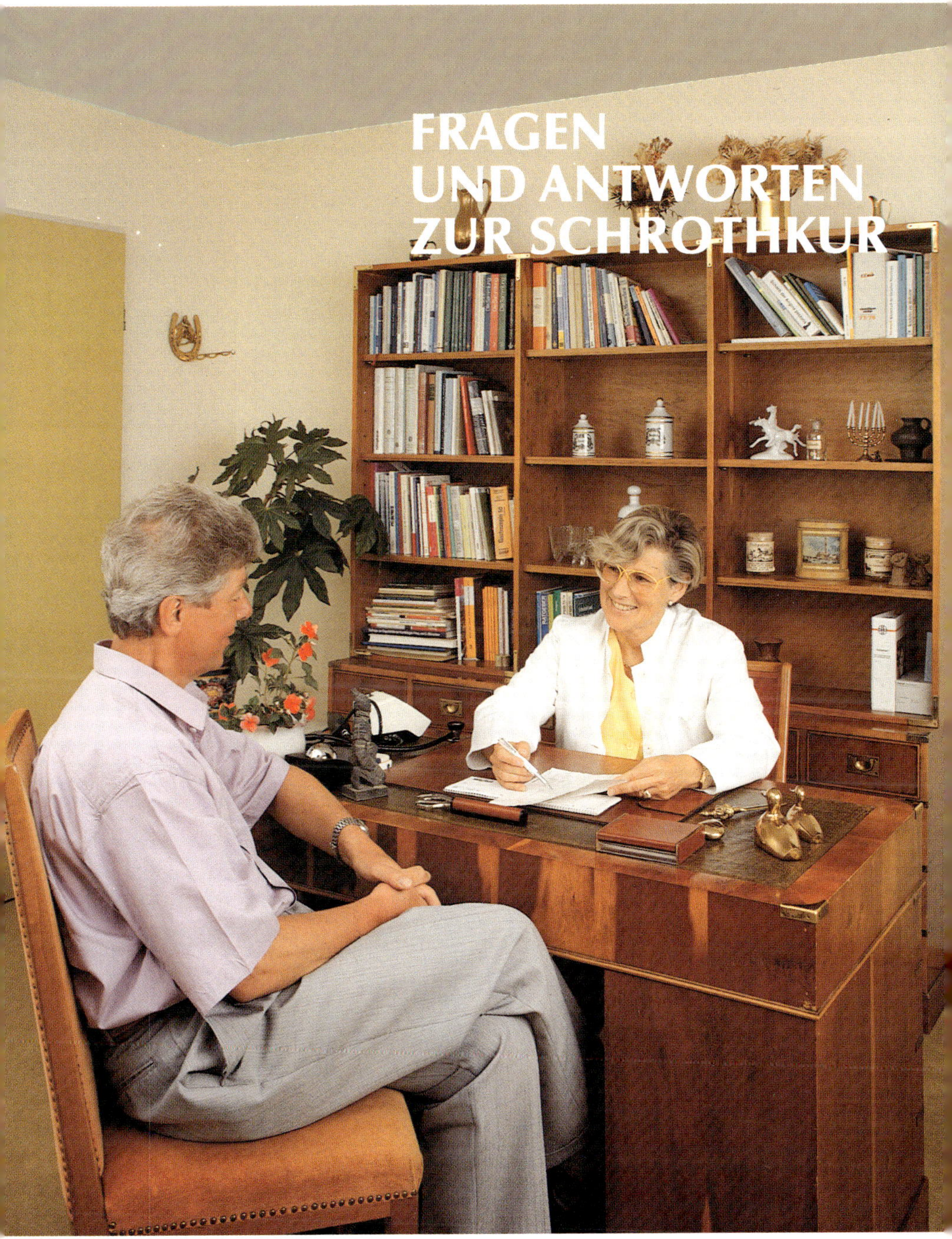

FRAGEN UND ANTWORTEN ZUR SCHROTHKUR

Wie alt muß bzw. darf man bei der Durchführung der Schrothkur sein?

Mein jüngster Kurgast, den ich bei der Schrothkur betreut habe, war 5 Jahre alt. Der Junge litt an einer schweren Neurodermitis, mit Ekzemen speziell an den Händen, Füßen, Kniekehlen, Ellenbeugen und Achseln, die ihm erhebliche Schmerzen verursachten. Er unterzog sich diesem Heilverfahren für die Dauer von vier Wochen, selbstverständlich ohne Wein, aber bei strenger vegetarischer Kost und mit Ganzkörperpackungen. Die Kur wurde ein voller Erfolg.

Der älteste Kurgast, den ich z. Z. betreue, ist 93 Jahre alt und hat diese Kuren bereits in Nieder-Lindewiese, dem Ursprungsort der Schrothkur, schon vor dem 2. Weltkrieg durchgeführt. Auch er unterzieht sich dieser Schrothkur regelmäßig für die Dauer von drei Wochen.

Wie Sie sehen, ist die Spanne groß. Kinder bzw. Jugendliche können die Schrothkur durchführen, allerdings unter gewissen Modifikationen in der Ernährung.

Bei älteren Menschen, die sich dieser Schrothkur regelmäßig unterziehen, ist die Kur solange erlaubt, wie sie sich in einer guten körperlichen Verfassung befinden. Personen, die diese Kur zum ersten Mal durchführen, sollten nicht älter als 70 Jahre sein, wobei auch hier durchaus Ausnahmen bestehen.

Allerdings kann man bei Kurgästen, die 40 Jahre lang Raubbau mit ihrer Gesundheit getrieben haben, nicht erwarten, daß innerhalb von 3 bis 4 Wochen Schrothkur ihre volle Gesundheit wiederhergestellt ist.

Wie viele Wochen lang soll die Schrothkur durchgeführt werden?

In der Regel sollte die Schrothkur für mindestens drei Wochen durchgeführt werden.

Wenn die Möglichkeit besteht, sich dieser Kur für die Dauer von vier Wochen zu unterziehen, ist dies sicherlich der optimale Zeitraum. Nun gibt es eine ganze Reihe von Personen, die sich zeitlich nur für 14 Tage freimachen können. Hier muß ich sagen, daß, bevor überhaupt nichts für die Gesundheit getan wird, 14 Tage immer noch besser sind als gar nichts. Sollte jemand aber lediglich eine Woche Zeit für die Kur haben, ist die Durchführung der Kur sicherlich sinnlos. Wie ich an anderer Stelle schon geschrieben habe, werden in der ersten Woche lediglich viel Wasser, viel körpereigenes Eiweiß und Kohlenhydrate abgegeben, während Fett so gut wie gar nicht abgebaut wird. Die Stoffwechselumstellung findet auch erst um den 6. bis 7. Tag herum statt, und da fahren diese »7tägigen Schrothler« wieder nach Hause. Eine einwöchige Schrothkur gibt es nicht!

Wie oft kann ich die Schrothkur machen?

Diese Frage muß sehr individuell beantwortet werden. Bei gesunden, jüngeren Personen, die diese Kur als Vorbeugungsmaßnahme durchführen, genügt der Abstand von zwei bis drei Jahren. Bei Kurgästen, die wegen vorhandener Risikofaktoren wie hoher Cholesterin- oder Neutralfettspiegel, hohe Harnsäure, nicht insulinpflichtiger Diabetes mellitus, Bluthochdruck und Übergewicht usw. diese Kur durchführen, ist eine jährliche Wiederholung sicherlich angebrachter.

Darf ich die Kur auch bei Normal- oder sogar Untergewicht durchführen?

Die Gewichtsreduktion während der Schrothkur muß als Begleiterscheinung betrachtet werden. Im Vordergrund steht die Entgiftung und Entschlackung des Organismus. Kurgäste, die nicht abnehmen sollen, werden durch entsprechende Zusatzdiät mit zusätzlichen Kalorien versorgt, so daß die Gewichtsabnahme so gering wie möglich gehalten werden kann. Die Zusatzkost besteht aus Haferschleim, reichlich Kurgebäck, Honig, getrockneten Pflaumen und Aprikosen.

Kann ich die Kur auch ohne Alkohol durchführen?

Selbstverständlich kann die Kur bei Abneigung gegen Alkohol bzw. Unverträglichkeit oder auch aus medizinischen Gründen ohne Alkohol durchgeführt werden. In diesem Fall werden Obstsäfte, Tee oder Wasser verabreicht.

Kann die Kur auch bei Nierenerkrankungen durchgeführt werden?

Selbstverständlich muß in diesem Falle auf die Trockentage verzichtet werden, d. h., der Kurgast erhält täglich bis zu 1 l Flüssigkeit zusätzlich. So ist ein gewisses Flüssigkeitsgefälle auch bei diesen Personen noch vorhanden: am kleinen Trinktag 1½ l, am großen Trinktag 2 l und am Trockentag 1 l Flüssigkeit.

Wieviel Gewicht kann ich in einer dreiwöchigen Kur verlieren?

Die Gewichtsabnahme ist für den Kurgast in den meisten Fällen vordergründig, für uns Ärzte ist sie lediglich eine oft wünschenswerte Begleiterscheinung. Für uns steht die Entschlackung und Entgiftung des Organismus an erster Stelle.

Männer nehmen in der Regel während einer dreiwöchigen Schrothkur bis zu 10 Prozent, Frauen bis zu 8 Prozent ihres Körpergewichtes ab.

Warum muß ich mich vor Beginn der Schrothkur einer ärztlichen Untersuchung unterziehen?

Bevor Sie diese Kur beginnen, muß durch eine genaue Befragung und eine körperliche Untersuchung festgestellt werden, ob Sie die Kur in ihrer üblichen Form durchführen können. Eventuell sind ergänzende Laboruntersuchungen (z. B. Leberwerte, Blutfette, Harnsäure, Kreatinin, Blutbild und Blutsenkung) und ein EKG notwendig. Dabei sind mitgebrachte Befunde vom Hausarzt sehr hilfreich und unterstützend. Ebenso wichtig ist eine genaue Angabe der Medikamenteneinnahme. Nach der Untersuchung bekommen Sie einen speziell auf Sie zugeschnittenen Kurplan.

Da es während der Kur zu Veränderungen in Ihrem Befinden kommen kann, ist der eingangs erhobene Untersuchungsbefund zur Beurteilung dieser Veränderung von großer Bedeutung.

Welche physikalischen Therapien sind neben der Schrothkur empfehlenswert?

Es gibt eine ganze Reihe therapeutischer Zusatzmaßnahmen, die die Schrothkur unterstützen und ergänzen. Bewährt haben sich klassische Massagen, Bindegewebsmassagen, Kolonmassagen zur Anregung der Darmtätigkeit, Lymphdrainagen bei Lymph- und Wasserstau, Atemtherapie, gezielte Bewegungstherapie und Elektrotherapie. In manchen Fällen kann auch eine Unterwassermassage angebracht sein, z. B. bei stark behaarten Personen oder auch extrem Übergewichtigen.

In der Regel vertragen sich Bäderanwendungen und Schrothkur jedoch nicht sehr gut, da es dabei meist zu einer Überbeanspruchung des Kreislaufs kommt. Viel Therapie bringt nicht unbedingt viel Erfolg!

Verträgt sich die Sauerstoff-Mehrschritt-Therapie nach Professor von Ardenne mit der Schrothkur?

Die Frage kann man eindeutig bejahen. Bei der Sauerstofftherapie wird dem Kurgast über eine Atemmaske Sauerstoff zugeführt. Die Therapie kann im Sitzen (2 Stunden) oder aber auch – wenn der Kurgast dazu in der Lage ist – auf dem Fahrradergometer (15 Minuten) erfolgen. Um eine meßbare Wirkung zu erzielen, muß diese Therapie mindestens 10mal durchgeführt werden.

Die Gewichtsabnahme wird, wie manchmal fälschlicherweise behauptet wird, dadurch nicht beschleunigt. Doch können das Wohlbefinden und die Leistungsfähigkeit während der Kur mit der Sauerstofftherapie gesteigert werden.

Kann ich die Schrothkur auch bei mir zu Hause durchführen?

Nein. Eine genaue Durchführung der Kur verlangt speziell ausgebildete Mitarbeiter für die Packung und die Diät. Auch die ärztliche Versorgung muß gewährleistet sein. Diese sollte in den Händen eines erfahrenen Schrothkurarztes liegen, um den bestmöglichen Kurerfolg zu erzielen.

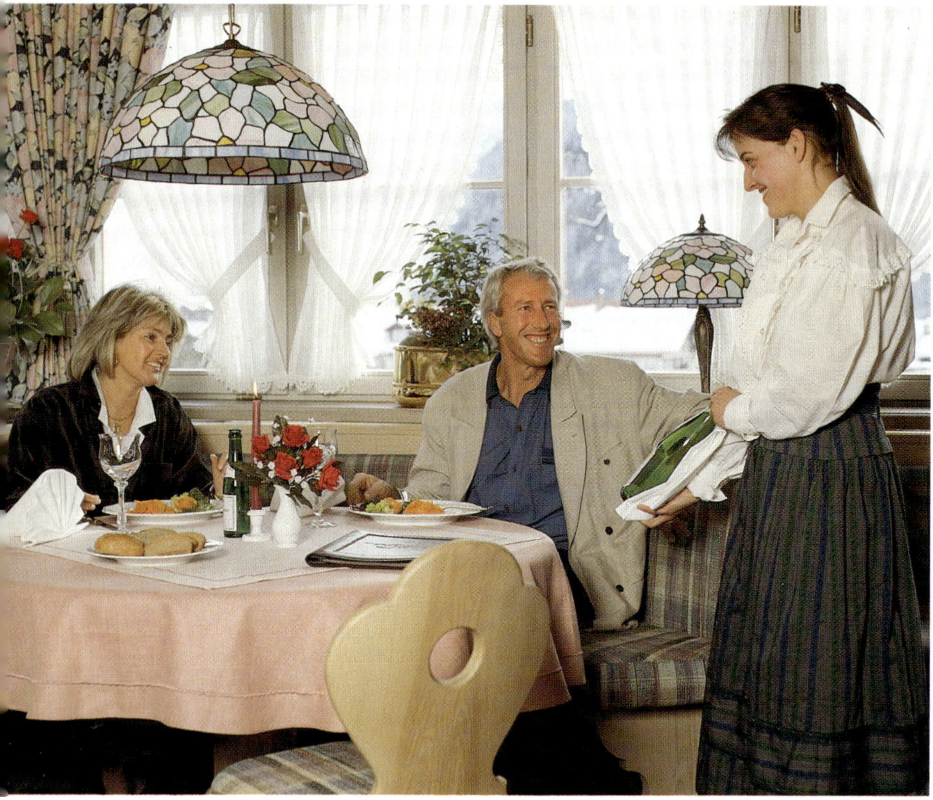

Eine Schrothkur ist ein positives Erlebnis für Körper und Geist

Darf ich während der Schrothkur auch außerhalb meines Kurheims, Hotels oder Sanatoriums einkehren?

An den Trinktagen dürfen Sie selbstverständlich ein Glas Wein oder, je nach Verordnung, Saft, Wasser oder Tee in einem Lokal zu sich nehmen. Nur hüten Sie sich vor dem Verzehr von sogenanntem Kurgebäck, weil dieses sehr häufig mit Käse überbacken wird. Damit durchbrechen Sie die Diät, denn Sie nehmen sowohl Fett als auch Eiweiß und Salz zu sich. Es gibt auch keine »Schrothforellen oder Schrothspargel« oder ähnliches mit dem Namen Schroth Verbundenes. Eine Kursünde kostet Sie mindestens 4 Tage Kur, und wenn Sie bedenken, daß ein Tag Schrothkur Sie ungefähr 120 DM kostet, dann kostet Sie diese Forelle nicht, wie auf der Speisekarte geschrieben, 16 DM, sondern 480 DM. Das steht, wie ich meine, in keinem Verhältnis!

SCHLUSSWORT

Sollten Sie noch nie eine Schrothkur durchgeführt haben, dann hoffe ich, mit diesem Buch Ihre Neugier geweckt zu haben. Wenn Sie sich zur Durchführung einer Schrothkur entschließen, ist es sicherlich von Vorteil, zu wissen, was Sie erwartet. Eine Schrothkur ist niemals eine leichte Kur, sie erfordert all Ihre Disziplin, Ihr Durchhaltevermögen und auch ein gewisses Vertrauen in diese Kur. Ich darf Ihnen aber auch versichern, daß diese Kur nicht nur zu körperlichem Wohlbefinden verhelfen kann, sondern auch Ihr psychisches Wohlbefinden und Ihre geistigen Fähigkeiten regenerieren helfen wird.

Sollten Sie sich bereits einer Schrothkur unterziehen, hoffe ich, daß Ihnen dieses Buch den nötigen Zugang und das nötige Verständnis für das Naturheilverfahren nach Johann Schroth bringt, Sie motiviert, diese strenge Fastenkur mit Erfolg durchzustehen und Ihnen auch ein tieferes Wissen über die Kur vermittelt.

Ihre Vera Brosig

DER SCHROTHVERBAND

Der 1984 gegründete Schrothverband e. V. vertritt die gemeinsamen Interessen aller Schrothvereine und Schrothkurbetriebe in Deutschland. Die Hauptaufgaben des im Schrothheilbad Oberstaufen ansässigen Verbandes sind die Pflege des Andenkens an Johann Schroth, die einheitliche Anwendung der Kur im Sinne Johann Schroths sowie die Aus- und Weiterbildung.

Der Schrothverband ist außerdem Herausgeber des vierteljährlich erscheinenden Schroth-Kuriers, der über Wissenswertes im Zusammenhang mit der Schrothkur berichtet.

Mit der Entwicklung des Gütesiegels »Empfohlen vom Schrothverband e. V.«, das nach streng gefaßten Richtlinien vergeben wird, macht der Verband auf Dienstleistungen und Produkte, die den Kurverlauf fördern, z. B. hochwertige Lebensmittel wie spezielle Schrothkurtees, diätetische Speisen, Mineralwasser, Wein oder Säfte aufmerksam. Um eine bestmögliche Versorgung aller Schrothkurorte mit diesen Produkten zu gewährleisten, hat der Schrothverband die Gründung der Firma Schrothkur-Vertrieb (1992) angeregt. Ihr Ziel ist es, durch die Verbindung von Überlieferung und neuesten wissenschaftlichen Erkenntnissen aus Natur und modernen Technologien der Schrothkur einen neuen Qualitätsanspruch zu verleihen, der den zu Recht immer kritischer werdenden Verbrauchern entgegenkommt.